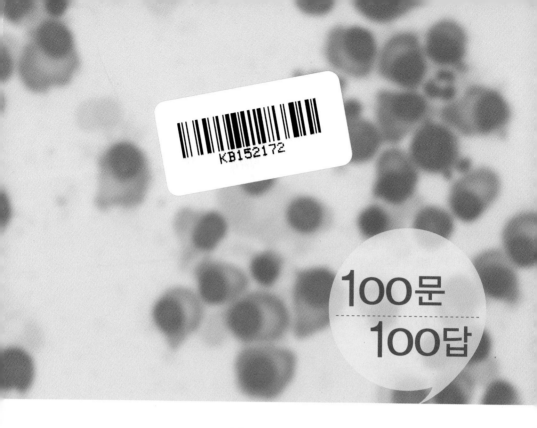

100문
100답

다발골수종은
어떤 병인가요?

환우와 가족들을 위한 친절한 안내서

대한혈액학회 다발골수종연구회

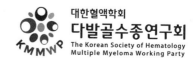

대한혈액학회
다발골수종연구회
The Korean Society of Hematology
Multiple Myeloma Working Party

다발골수종은
어떤 병인가요?

1판 1쇄 발행 | 2020년 06월 19일
1판 2쇄 인쇄 | 2020년 08월 10일
1판 2쇄 발행 | 2020년 08월 19일

지 은 이   대한혈액학회 다발골수종연구회
발 행 인   장주연
출 판 기 획   김도성
책 임 편 집   안경희
편집디자인   주은미
표지디자인   김재욱
일 러 스 트   유시연
발 행 처   군자출판사(주)
　　　　　　등록 제 4-139호(1991. 6. 24)
　　　　　　본사 (10881) 파주출판단지 경기도 파주시 서패동 474-1(회동길 338)
　　　　　　Tel. (031) 943-1888   Fax. (031) 955-9545
　　　　　　홈페이지 | www.koonja.co.kr

© 2020년, 다발골수종은 어떤 병인가요? 100문 100답 / 군자출판사(주)
본서는 저자와의 계약에 의해 군자출판사에서 발행합니다.
본서의 내용 일부 혹은 전부를 무단으로 복제하는 것은 법으로 금지되어 있습니다.

※주의
본 저서는 발행 시점의 최신 의료 정보를 기반으로 저술되었습니다. 그러나 의료 지식의 빠른 발전으로 인해, 앞으로 질병에 대한 기전이나 치료의 변화 및 의료법규의 개정이 발생할 수 있습니다. 또 본 저서는 일반적인 다발골수종의 치료에 대해 기술하였으나, 실제 진료에서는 환자분들의 각각에 대한 맞춤치료로 결정됩니다. 따라서 개별 환자의 진료와 본 저서의 기술이 일치하지 않을 수 있습니다. 본 저서는 질환의 이해를 돕기 위해 작성되었으며, 개별 환자의 진료를 특정하지 않습니다.

* 파본은 교환하여 드립니다.
* 검인은 저자와의 합의하에 생략합니다.

ISBN 979-11-5955-572-5
정가 15,000원

다발골수종은 어떤 병인가요?

환우와 가족들을 위한 친절한 안내서

다발골수종은 어떤 병인가요? 100문 100답
발간에 즈음하여

    고령인구 증가에 따라 우리나라에서도 발병이 급증하는 난치 혈액암인 다발골수종에 대한 관심이 많아졌습니다. 다양한 치료제들이 새로 개발되어 해마다 생존율이 향상되었고 국내외에서 여러 임상연구가 진행되고 있으나 모든 다발골수종 환자와 가족들에게는 아직 만족스러운 치료 결과를 제공해주지 못하는 실정입니다. 더구나 진단, 재발 그리고 치료 과정에 따라 환자들마다 처한 상황은 매우 달라서 인터넷이나 공개강좌를 통해서 얻는 단편적인 정보들만 가지고는 개별 환자의 다양한 상태를 명확하게 이해하기 어렵습니다.

    이에 저희 연구회에서는 일반인들이 이해하기 쉽게 문답식으로 다발골수종과 관련된 정보를 조사하였고 가장 흔하게 제기

되는 100문에 대한 답변을 정리하였습니다. 다발골수종 진료에 많은 경험을 보유한 국내 전문가들이 일반인들도 알기 쉽게 이해할 수 있도록 정성을 기울여 답변을 작성하였습니다. 모쪼록 소개된 많은 질문과 답변들을 통해서 다발골수종 관련 정보를 정확히 이해하고 치료 과정에 참고하여 도움이 되기를 기원합니다.

향후 다발골수종 환자들 모두 완치될 수 있는 날이 도래할 것으로 기대하며 바쁜 일정에도 불구하고 자발적으로 편집에 참여한 여러 편집위원들과 이재훈 교수님, 김효정 교수님 노고에 감사드립니다.

2020년 6월

민 창 기
다발골수종연구회 운영위원장,
가톨릭대학교 서울성모병원 혈액내과

　　대한혈액학회 다발골수종연구회와 여러 혈액종양내과 교수님들이 환자를 위한 훌륭한 안내서인 "다발골수종은 어떤 병인가요? 100문 100답"을 발간하게 된 것을 진심으로 축하드리며, 그간의 노고에 경의를 표합니다.

　　우리나라는 전 세계에서 유래를 찾아보기 어렵게 급속히 고령화가 진행되는 국가로서 고령에서 호발하는 특성을 가진 다발골수종의 증가는 더욱 더 가속화될 전망입니다. 다발골수종에 대한 의학계의 체계적인 접근의 필요성에 따라 2005년 2월, 다발골수종을 전공하는 국내 연구자들의 자발적인 모임의 형태로 다발골수종연구회 예비모임이 개최되었으며 이어서 대한혈액학회 산하 연구회로 등록하여 2005년 11월 다발골수종연구회(Korean Multiple Myeloma Working Party, KMMWP)란 이름으로 정식으로 발족되어 국내 및 국외 연구진 간의 활발한 연구활동을 진행하고 있습니다.

　　이러한 연구활동과 함께, 다발골수종연구회는 사회에 대한 다양한 기여 활동 및 지식 정보 제공에 관심을 기울이고 있습니다. 특히 혈액질환 환우분들에 대한 정확한 최신의 의료정보 제공은 환우분들로 하여금 최상의 치료를 받게 하고, 의료진과의 소통의 폭을 넓히며, 환우분들과 가족이 함께 하여 투병 의지를 높이는데 있어 매우 중요한 부분입니다.

이러한 취지에서 대한혈액학회의 여러 연구회 중, 대표 주자의 하나인, 다발골수종연구회에서 동 질환을 전공하는 여러 교수님들이 노력을 기울여 환우분 및 가족들을 위한 안내 책자를 발간하는 것은 매우 중요하고, 뜻 깊은 일이 될 것입니다. 특히 다발골수종은 시간이 갈수록, 유병률이 급격히 증가하고 있어 국가 보건정책 차원에서도 이러한 안내 책자는 큰 도움이 될 것입니다.

교육, 연구 및 진료 현장에서 매우 바쁘신 와중에 시간을 쪼개어 집필해주신 집필진의 노고를 치하하며, 훌륭한 안내 책자를 발간하는데, 주도적인 역할을 해주신, 이재훈 편집위원장 및 민창기 다발골수종연구회 위원장에게 학회를 대신해 감사의 말씀을 드립니다. 다발골수종 환우분의 투병에 이 책자가 큰 도움이 되리라 믿습니다.

2020년 6월

윤 성 수

대한혈액학회 회장, 제2대 다발골수종연구회 운영위원장,
서울대학교 서울대학병원 혈액종양내과

| 편집진 및 저자진 |

편집진

	편집진	소속
위원장	이재훈	가천대학교 가천대 길병원 혈액내과
간 사	김효정	한림대학교 한림대학교성심병원 혈액종양내과
위 원	김민경	영남대학교 영남대학교병원 혈액종양내과
	김진석	연세대학교 세브란스병원 혈액내과
	문준호	경북대학교 경북대학교병원 혈액종양내과
	박 용	고려대학교 안암병원 혈액내과
	안정열	가천대학교 가천대 길병원 진단검사의학과
	윤덕현	울산대학교 서울아산병원 종양내과
	이원식	인제대학교 부산백병원 혈액종양내과
	이호섭	고신대학교 고신대학교복음병원 혈액종양내과
	장윤환	서울대학교 서울대학교병원 진단검사의학과
	조재철	울산대학교 울산대학교병원 혈액종양내과
	최윤석	아주대학교 아주대학교병원 종양혈액내과

저자진

저자진	소속
고선혜	가톨릭관동대학교 국제성모병원 혈액내과
고영일	서울대학교 서울대학교병원 혈액종양내과
곽재용	전북대학교 전북대학교병원 혈액종양내과
권지현	충북대학교 충북대학교병원 혈액종양내과
김기현	성균관대학교 삼성서울병원 혈액종양내과
김대식	고려대학교 구로병원 혈액내과
김민경	영남대학교 영남대학교병원 혈액종양내과
김병수	고려대학교 안암병원 혈액내과
김병수	가톨릭대학교 은평성모병원 혈액내과
김석진	성균관대학교 삼성서울병원 혈액종양내과
김성용	건국대학교 건국대학교병원 혈액종양내과
김성현	동아대학교 동아대학교병원 혈액종양내과
김유리	연세대학교 세브란스병원 혈액내과
김인호	서울대학교 서울대학교병원 혈액종양내과
김진석	연세대학교 세브란스병원 혈액내과
김효정	한림대학교 한림대학교성심병원 혈액종양내과
남승현	보훈공단 중앙보훈병원 혈액종양내과
도영록	계명대학교 동산병원 혈액종양내과
문준호	경북대학교 경북대학교병원 혈액종양내과
민창기	가톨릭대학교 서울성모병원 혈액내과
박선양	인제대학교 해운대백병원 혈액종양내과
박성규	순천향대학교 부천병원 종양혈액내과
박성수	가톨릭대학교 서울성모병원 혈액내과
박영훈	가톨릭대학교 성빈센트병원 혈액내과
박 용	고려대학교 안암병원 혈액내과
박준성	아주대학교 아주대학교병원 종양혈액내과
박치영	조선대학교 조선대학교병원 종양혈액내과

저자진	소속
방수미	서울대학교 분당서울대학교병원 혈액종양내과
배성화	대구가톨릭대학교 대구가톨릭대학교병원 혈액종양내과
변자민	서울대학교 서울대학교병원 혈액종양내과
서철원	울산대학교 서울아산병원 종양내과
성화정	고려대학교 안산병원 종양혈액내과
손병석	인제대학교 상계백병원 혈액종양내과
손상균	경북대학교 경북대학교병원 혈액종양내과
신승환	가톨릭대학교 은평성모병원 혈액내과
신호진	부산대학교 부산대학교병원 혈액종양내과
안정열	가천대학교 가천대 길병원 진단검사의학과
양승아	가톨릭대학교 인천성모병원 혈액종양내과
엄현석	국립암센터 혈액암센터 혈액종양내과
오석중	성균관대학교 강북삼성병원 혈액종양내과
원영웅	한양대학교 한양대학교구리병원 혈액종양내과
원종호	순천향대학교 서울병원 종양혈액내과
유영진	인제대학교 상계백병원 혈액종양내과
윤덕현	울산대학교 서울아산병원 종양내과
윤성수	서울대학교 서울대학교병원 혈액종양내과
이경원	경상대학교 경상대학교병원 혈액종양내과
이상민	인제대학교 부산백병원 혈액종양내과
이상철	순천향대학교 천안병원 종양혈액내과
이성윤	인제대학교 일산백병원 혈액종양내과
이세련	고려대학교 안산병원 종양혈액내과
이원식	인제대학교 부산백병원 혈액종양내과
이유진	울산대학교 울산대학교병원 혈액종양내과
이재훈	가천대학교 가천대 길병원 혈액내과
이정림	대구파티마병원 혈액종양내과
이정옥	서울대학교 분당서울대학교병원 혈액종양내과
이제중	전남대학교 화순전남대학교병원 혈액내과

저자진	소속
이준호	중앙대학교 중앙대학교병원 혈액종양내과
이지윤	서울대학교 분당서울대학교병원 혈액종양내과
이지현	동아대학교 동아대학교병원 혈액종양내과
이현정	동국대학교 동국대학교일산병원 혈액종양내과
이혜원	국립암센터 혈액암센터 혈액종양내과
이호섭	고신대학교 고신대학교복음병원 혈액종양내과
이홍기	건국대학교 건국대학교병원 종양혈액내과
임도형	단국대학교 단국대학교병원 혈액종양내과
임성남	인제대학교 해운대백병원 혈액종양내과
임호영	전북대학교 전북대학교병원 혈액종양내과
장윤환	서울대학교 서울대학교병원 진단검사의학과
정성훈	전남대학교 화순전남대학교병원 혈액내과
정소영	차 의과학대학교 분당차병원 혈액종양내과
조 덕	울산대학교 서울아산병원 진단검사의학과
조덕연	충남대학교 충남대학교병원 혈액종양내과
조인성	을지대학교 대전을지대학교병원 혈액종양내과
조재철	울산대학교 울산대학교병원 혈액종양내과
조정민	이화여자대학교 이대목동병원 혈액종양내과
조진현	인하대학교 인하대병원 혈액종양내과
최대로	한림대학교 춘천성심병원 혈액종양내과
최연악	동국대학교 동국대학교경주병원 혈액종양내과
최윤석	아주대학교 아주대학교병원 종양혈액내과
최정혜	한양대학교 한양대학교구리병원 혈액종양내과
최철원	고려대학교 구로병원 혈액내과
한상훈	제주대학교 제주대학교병원 혈액종양내과
한재준	경희대학교 경희대학교병원 종양혈액내과
현신영	연세대학교 강남세브란스병원 혈액내과
황도유	연세대학교 용인세브란스병원 혈액종양내과

다발골수종은 혈액암이지만 주요 증상이 뼈의 병변 혹은 신장 장애로 나타나는 매우 독특한 질환입니다. 보통 혈액암이라고 하면 백혈병을 연상하게 되지만 발생 빈도를 보면 림프종이 가장 흔하고 두 번째로 흔한 혈액암이 바로 다발골수종입니다. 최근 표적치료제와 면역치료의 발전으로 전반적인 암 치료 성적이 향상되고 있는데 혈액암 쪽에서는 다발골수종 치료 성적이 가장 크게 향상되어 최근 10여 년간 평균 생존기간이 두 배 이상으로 개선되었고 현재도 임상연구가 매우 활발히 진행되고 있습니다. 특히 우리나라에서는 평균 수명의 증가와 연관되어 유례없이 다발골수종의 발생 빈도가 증가하고 있는바 1980년대 연간 20명 발병수준에서 2018년 1,800명 이상이 새롭게 진단되어 놀라운 증가율을 보이고 있으며, 2019년 현재 약 7,000명의 환자가 이 질환으로 병원을 찾고 있습니다. 이런 추세는 지속적인 고령화와 맞물려 계속되고 있습니다.

2018년 고령사회에 진입한 우리나라는 현재 초 고령사회로 가고 있으며 우리보다 먼저 고령화가 진행된 일본의 경우를 볼 때 고령에 발병하는 대표적인 혈액암인 다발골수종은 그 빈도가 지속적으로 증가할 것으로 예측되며, 가장 중요한 혈액암으로 간주되어야 할 것으로 생각됩니다.

지금까지는 이 복잡한 질환을 환자 및 가족들에게 간단히 요약해서 설명하는 노력으로 각 병원마다 혹은 학회에서 제작한 간단한 안내서가 있고, 매년 환자들에게 질환 설명회도 하고 있지만 환자들의 궁금증을 해소하기에는 시간의 제약과 의학 용어 위주의 난해한 내용으로 이해하기 어렵다는 의견이 있었습니다.

　이에 대한혈액학회 다발골수종연구회에서는 이런 점을 감안하여 보다 쉬운 용어로 궁금증을 해소할 수 있는 환자설명서를 출판하기로 결정하였고, 84분의 다발골수종을 직접 진료하시는 전국의 교수에게 의뢰하여 <다발골수종은 어떤 병인가요? 100문 100답> 책자를 준비하게 되었습니다.

　아무쪼록 그 동안 궁금했지만 충분히 답변을 받지 못했던 이 질환에 대한 궁금증을 해소하는 답변서가 되기를 바랍니다.

2020년 6월

저자들을 대표하여 **이 재 훈**
편집위원장, 초대 다발골수종연구회 운영위원장,
가천대학교 가천대 길병원 혈액내과

contents

한눈에 보는
다발골수종

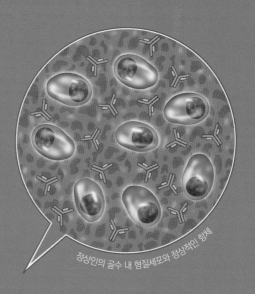

정상인의 골수 내 형질세포와 정상적인 항체

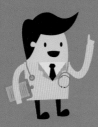

우리 몸에는

세균이나 바이러스 같은

병원균으로부터

몸을 보호하는

면역체계가

있습니다.

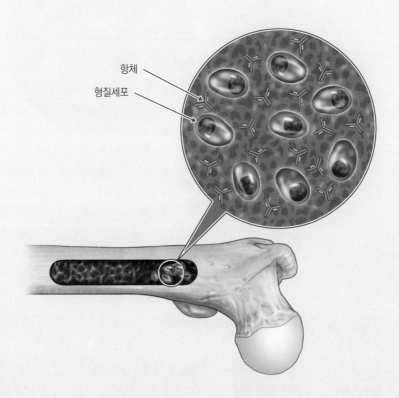

항체
형질세포

　면역체계 중 골수에 있는 형질세포는 병원균에 노출되면 특정한 항체를 생산합니다. 항체는 병원균에 대항하여 감염으로부터 몸을 보호하는 역할을 합니다.

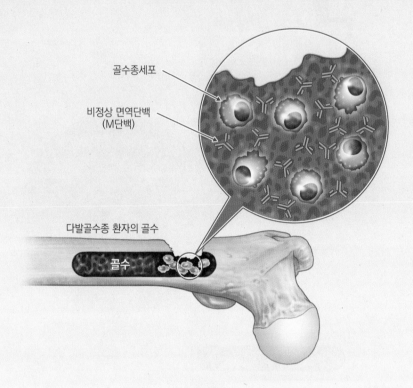

골수종세포

비정상 면역단백
(M단백)

다발골수종 환자의 골수

골수

다발골수종 환자에서는 정상적인 형질세포가 비정상적인 암세포인 골수종세포로 변형되어 빠르게 증식합니다. 골수종세포는 병원균을 공격하기 위한 정상적인 항체 대신 M단백이라는 비정상적인 항체를 만들어냅니다.

골수 내에서 점차 더 많은 악성골수종세포가 증식하면 몸의 정상적인 면역체계가 파괴되고 또한 악성골수종세포 주변의 뼈를 녹이는 파골세포가 활성화되어 뼈가 손상되며, 골절이 잘 발생합니다.

다발골수종의 정확한 원인을 찾는 것은 어려우나 역학조사에 따르면 유전자 변이, 노령, 면역억제 및 환경오염 등이 연관된 것으로 보입니다.

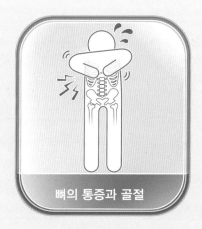

뼈의 통증과 골절

　다발골수종의 가장 흔한 증상으로는 주로 허리나 갈비뼈, 고관절 부위에서 느껴지는 통증이 있습니다. 이러한 통증은 손상 크기에 따라 가벼울 수도 있고 매우 고통스러울 수도 있습니다. 통증의 주기 역시 증상이 악화될수록 빨라지고 결국 골절이나 신경을 압박할 수 있습니다.

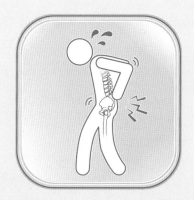

　움직일 때 통증이 더 악화되는 경향이 있습니다. 이러한 증상은 정상 뼈 조직이 파괴되어 발생하며 때로는 심한 통증을 동반하는 골절로 진행됩니다.

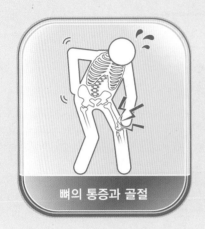

뼈의 통증과 골절

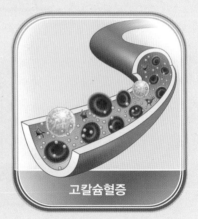

고칼슘혈증

또한 뼈 파괴로 인해 혈액으로 칼슘이 과도하게 방출되어 고칼슘혈증이 생기기도 합니다.

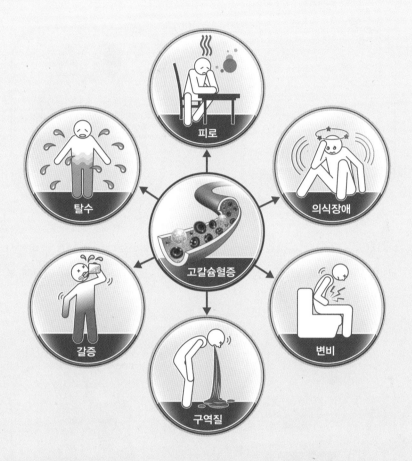

　고칼슘혈증의 증상으로는 심각한 탈수, 피로, 의식장애, 갈증, 구역질, 변비 등이 있으며, 이러한 증상은 혈중 칼슘농도가 정상으로 회복되어야 사라집니다.

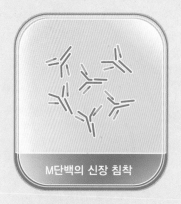

M단백의 신장 침착

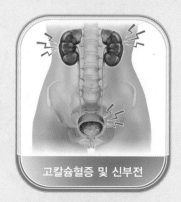

고칼슘혈증 및 신부전

　　신장기능의 이상 원인은 다양합니다. 그 주된 원인은 골수종세포가 만들어
낸 비정상적인 M단백이 신장에 침착된 것이며, 고칼슘혈증도 신장 이상에 부
수적인 원인으로 작용합니다.

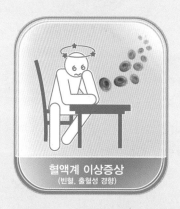

혈액계 이상증상
(빈혈, 출혈성 경향)

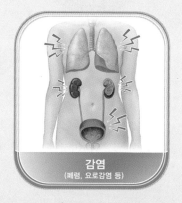

감염
(폐렴, 요로감염 등)

　　골수에서 골수종세포의 증식은 빈혈을 일으킵니다. 또한 외부 감염에 대한
적절한 항체 생성 장애로 폐렴이나 요로감염 등 감염과 관련된 증상이 자주
발생합니다.

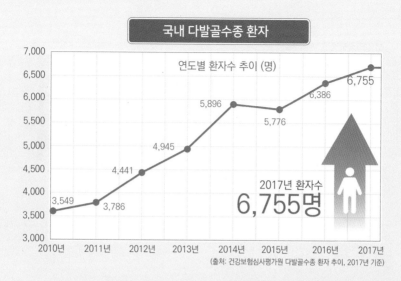

국내 다발골수종 환자는 점차 증가하는 추세로, 2017년에 약 6,700명의 환자가 있는 것으로 보고되었으며, 매년 약 1,500명의 환자가 발생하는 것으로 알려져 있습니다.

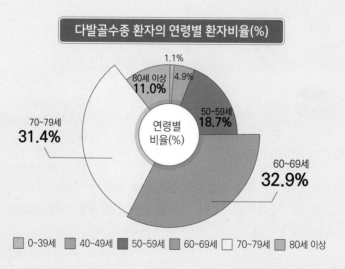

주로 60대 이상 연령대에서 발생하며 60대~70대 환자가 전체 환자의 60% 이상 차지하고 있습니다.

9

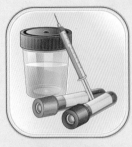
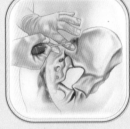
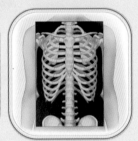

| 혈액 및 소변검사 | 골수검사 | 뼈촬영 |

다발골수종을 진단하기 위해 혈액 및 소변검사, 골수검사, 연부종양 조직검사, 뼈 촬영을 시행합니다.

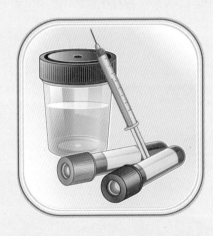

혈액검사 및 소변검사

- 일반혈액검사: 백혈구, 혈색소, 혈소판 수치
- 일반화학검사: 칼슘, 신장기능 수치
- 혈청/소변검사: 비정상 면역단백(M단백) 수치
- 혈청 베타2-마이크로글로불린 수치

혈액검사로 빈혈이나 혈중 칼슘농도 신기능 및 비정상 면역단백인 M단백을 측정하게 되고 소변검사로도 소변에 있는 총 단백과 비정상 면역단백인 M단백의 양을 측정하게 됩니다.

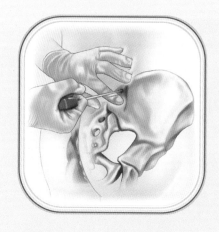

골수검사

· 엉덩이뼈에서 골수 채취 ➡ 골수종세포 확인
· 특수검사 ➡ 염색체 이상 유무 확인

골수검사는 대개 엉덩이뼈에서 골수 흡입 및 골수 조직의 일부를 채취합니다. 골수검사로 골수종의 존재와 양을 확인합니다.

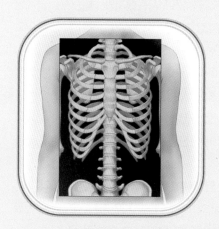

뼈촬영

· 전신 X선 또는 CT, MRI, PET 촬영
  ➡ 뼈의 손상 정도, 종양의 크기 및 침범 정도 확인

뼈 촬영은 단순 X선이나 CT, MRI, PET 촬영을 통해 전신의 뼈를 촬영하여 뼈의 손상 정도와 종양의 크기 및 침범 정도를 알아볼 수 있는 진단 방법입니다.

11

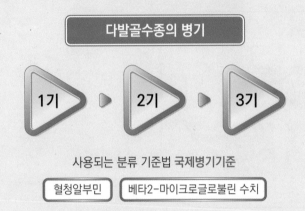

다발골수종의 병기

1기 ▷ 2기 ▷ 3기

사용되는 분류 기준법 국제병기기준

혈청알부민   베타2-마이크로글로불린 수치

만약 골수 외 다른 조직에 종양이 관찰되는 경우 이 부위에서 조직검사를 시행하여 형질세포의 침범을 확인할 수 있습니다.

진단한 결과에 따라 다발골수종의 병기는 1, 2, 3기로 나눌 수 있습니다.

과거에는 듀리-새먼 기준에 따른 분류를 많이 사용했지만, 최근에는 국제병기기준에 따른 분류와 이를 심화 발전시킨 개정된 국제병기기준이 많이 쓰이고 있습니다.

국제병기기준은 혈청 알부민과 베타2-마이크로글로불린 수치로 병기를 결정합니다.

최근에는 염색체 검사와 염색체 이상을 정밀하게 검사하는 FISH 검사 결과와 젖산탈수소효소(LDH) 수치까지 고려하여 개정된 국제병기기준을 사용하고 있습니다.

염색체 검사나 FISH 검사에서 17번 염색체에 짧은 분해결실이나 4번과 14번 염색체의 자리바꿈, 14번과 16번 염색체의 자리바꿈이 확인되는 경우에는 치료에 대한 반응이 좋지 못하며 개정된 국제병기기준으로 3기로 분류됩니다.

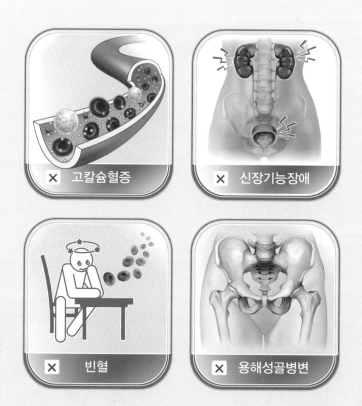

고칼슘혈증, 신기능장애, 빈혈, 용해성골병변 등의 증상이 없는 다발골수종은 바로 치료를 시작하지 않고 추적 관찰을 하기도 합니다.

그러나 증상을 동반한 경우에는 바로 치료를 시작하게 됩니다.

다발골수종 치료 시 우선적으로 조혈모세포 이식 가능 여부에 따라 이식대상군과 비이식군으로 구분하여 접근합니다.

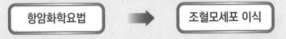

다발골수종의 치료

• **조혈모세포 이식이 가능한 경우**

항암화학요법 ➡ 조혈모세포 이식

• **조혈모세포 이식이 불가능한 경우**

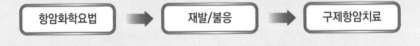

항암화학요법 ➡ 재발/불응 ➡ 구제항암치료

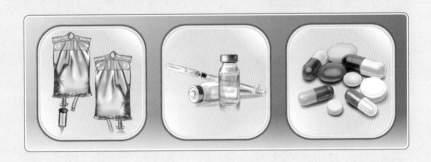

　　다발골수종의 일차치료는 항암화학요법입니다. 항암화학요법은 약물로 골수종세포를 파괴하는 방법으로 혈관이나 피하로 투약하는 약제를 사용하거나 경구 약제를 사용하게 됩니다. 대부분 항암화학요법은 3~4주마다 반복되는데 이를 통하여 골수 내 증가한 골수종세포를 감소시켜서 환자의 면역체계와 골수세포가 정상적으로 회복될 수 있도록 합니다. 다발골수종 치료 중 자가조혈모세포이식이 가능한 환자의 경우 적절한 약물치료로 골수 내 악성골수종 세포를 감소시킨 뒤에 조혈촉진인자를 사용하여 충분한 양의 자신의 조혈모세포를 미리 채집해 두어야 합니다. 이후 고용량의 항암화학요법으로 골수종세포를 가능한 완전히 제거한 후 미리 채집해놓은 자신의 조혈모세포를 이식하게 됩니다.

경우에 따라서는 자신의 조혈모세포를 사용하지 않고 유전적 일치도가 높고 조직적합성 항원이 맞는 공여자로부터 조혈모세포를 공여받고 동종조혈모세포이식을 하는 경우도 있습니다.

일차치료인 항암화학요법에 반응을 보인 후에 재발하거나 불응을 보인 경우에 다른 종류의 약물로 구제약물치료를 시행하게 됩니다.

다발골수종 치료 시 여러 종류의 항암제를 단독 혹은 병합요법으로 투여할 수 있습니다.

또한 약제 투약 중에 혈액이나 소변검사 등으로 약제에 대한 반응을 평가하면서 치료를 계속할지 약제를 변경할지를 결정하게 됩니다. 치료 약제나 투약 주기 및 각 약제에 대하여 궁금한 점이 있으면 담당의료진에게 문의하시기 바랍니다.

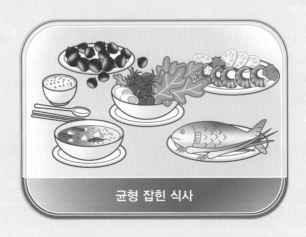

균형 잡힌 식사

치료 중 약제에 의한 호중구 감소증이 발생하였을 때나 질병의 합병증으로 신장기능 이상이 있을 때를 제외하고는 식사에 대한 특별한 제한은 없습니다. 다양한 음식 섭취를 통해 균형 잡힌 식사를 하시는 것을 권해 드립니다. 그렇지만 다른 약제, 건강보조식품, 한약 등의 복용은 치료 중인 약제와 상호작용이 있거나 간독성 등의 부작용이 발생하여 치료 약제를 정해진 일정대로 투약하기 어려운 경우가 발생할 수 있으므로 반드시 담당 의료진과 상의 후 복용 여부를 결정하여야 합니다.

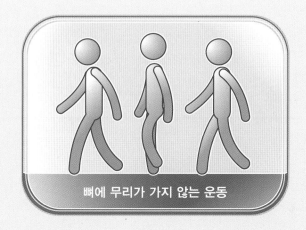

운동의 경우는 일상 생활에 대한 제한은 없으나 뼈가 약해진 상태이므로 뼈에 무리가 가는 운동은 삼가는 것이 좋습니다. 가벼운 걷기 운동 정도가 추천되고 있습니다.

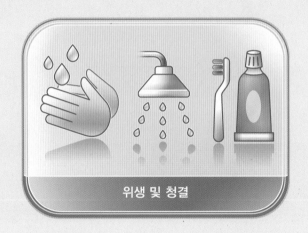

위생 및 청결

또한 항암치료를 하는 동안에는 감염을 예방하기 위하여 손 씻기, 양치질, 샤워 또는 목욕 등 위생 및 청결에 신경을 써야 합니다. 반복적 발열이 발생하거나 기침 이나 감염 등이 발생하는 경우 신속히 담당 의료진에게 진료를 받아야 합니다.

100문 100답

다발골수종

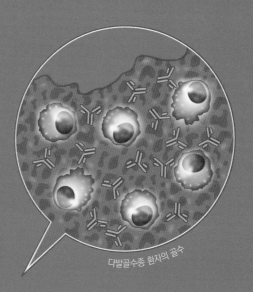

다발골수종 환자의 골수

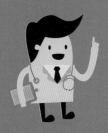

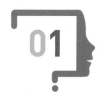

다발골수종이란 어떤 병인가요?

다발골수종은 항체 생산에 관여하는 백혈구의 일종인 형질세포에서 발생하는 혈액종양으로 발병 초기부터 여러 부위에서 발생하는 특성이 있습니다. 다발이라는 용어를 빼고 단순히 골수종이라고도 하며 혹은 더 긴 정식 명칭인 형질세포골수종이라 부르기도 합니다. 골수암은 골수종이나 백혈병 등을 포함하여 골수에서 발생하는 암을 통칭한 것으로 보다 더 넓은 질환군을 포함합니다. 골수종은 대개 골수에서 발생하지만, 간혹 골수를 싸고 있는 뼈나 피부 등의 연조직에서 형질세포종으로 발생하기도 하며 이런 경우에는 종양처럼 덩어리로 발견됩니다. 대개 처음에는 증상이 없으나 진행하면 뼈 통증/골절, 빈번한 감염이나 콩팥 이상, 빈혈 등이 발생합니다. 다발골수종의 원인에 대해서는 정확히 파악된 바 없으나, 연령대가 높을수록 발병률이 높고 방사선 피폭(원자력 발전소 사고 등)이나 여러 유기화학물질에 노출된 경력이 많을수록 발병률이 높아집니다. 대부분의 환자에서 다발골수종으로 증상이 발생하기 전 형질세포가 이상 증식하여 비정상단백을 만드는 "의미불명단클론감마병증"이라는 다발골수종 전 단계를 거치게 되므로, 일부 환자는 증상이 없는 단계에서 신체검진 등을 통해 발견되기도 합니다. 국내 발병률은 인구 10만 명당 3.2명이며, 발병 연령은 평균 68세입니다. 대표적인 종양으로 최근 치료법의 급속한 발전으로 인해 치료 성적이 과거와 비교할 수 없을 정도로 좋아졌습니다.

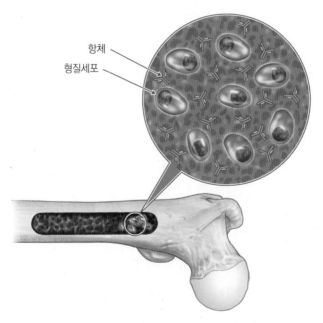

항체
형질세포

[정상인의 골수 내 형질세포와 정상적인 항체]

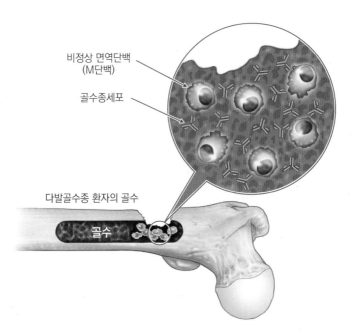

비정상 면역단백
(M단백)

골수종세포

다발골수종 환자의 골수

골수

[다발골수종 환자의 골수 내 악성화된 형질세포인 골수종 세포와 비정상 항체인 M단백]

다발골수종은 얼마나 흔하게
발생하는 병인가요?

혈액종양은 비호지킨림프종, 호지킨림프종, 다발골수종, 급성 백혈병, 만성백혈병, 골수증식종양, 골수형성이상증후군 등으로 크게 분류됩니다. 이중 다발골수종은 국내에서 두 번째로 흔하게 발생하는 혈액종양입니다.

다발골수종은 전 세계적으로 1년에 12만 5천 명에서 새로 발병하며, 23만 명의 유병 환자가 있습니다(2015). 발생 빈도는 인종적 차이가 있어서 백인은 10만 명당 5~6명에게 발생하는 것에 비해 아시아인은 약 1~3명 정도로 비교적 적게 발생합니다. 우리나라의 2017년 전체암 발생 환자 23만명 중 림프종 5,000명, 다발골수종은 1,629명에서 발병했습니다. 다발골수종은 1980년대에는 전국에서 1년에 20명만 진단되었으나 이후 매년 꾸준히 증가해서 1990년에 100명, 2000년에 500명, 2010년에 1,000명이 넘었으며 2017년은 1,629명으로 조발생률은 10만명 당 3.2, 연령 보정 발생률은 1.7로 아시아에서 가장 높은 편입니다. 이 수치는 매년 증가하고 있으며 2019년 예상 발생 환자 수는 1,944명입니다.

2017년 통계에 의하면 7,063명이 다발골수종으로 치료받은 것으로 집계됩니다. 우리보다 먼저 고령화 시대를 맞은 일본의 경우를 볼 때 우리나라에서 발생하는 환자 수는 향후 1.5배 내지 2배 정도 더 증가할 것으로 예상되고 있어 고령화 시대에 더욱 주목해야 하는 질환입니다.

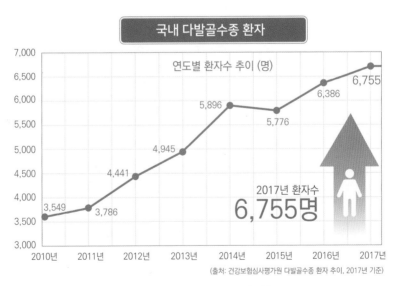

[연도별 다발골수종 환자 발생 추이]

다발골수종은 형질세포에서 발생하는 암이라는데 형질세포란 무엇인가요?

형질세포란 우리 몸에서 면역을 담당하는 항체를 대량으로 분비하는 세포를 말합니다. "항체를 만드는 세포는 B 림프구가 아닌가요?"라는 궁금증이 생길 수 있겠습니다. 네! 그것도 맞는 말입니다. 사실 우리 몸의 항체는 B 림프구와 형질세포가 만드는 것입니다. 예를 들면, 어떤 세균(미생물)이 우리 몸 속에 침범하면 몸 속에 존재하는 수많은 B 림프구들은 세균을 알아차리지 못하고 가만히 있습니다. 하지만, 특정 B 림프구는 그 세균의 일부(항원)를 알아차리고 이와 결합하고 자극되어 급속히 대량으로 증식됩니다. 이때 항체를 대량으로 생산하기 위해 증식능력이 뛰어난 B 림프구의 자손세포로 분화됩니다. 바로 이 세포가 형질세포입니다.

정리하면, 형질세포는 우리 몸에서 항체를 대량으로 생산하는 세포로 B 림프구에서 분화된 자손 세포입니다. 형질세포가 이상 증식하여 암이 생긴 것이 다발골수종이며, B 림프구에서 생긴 암은 B세포 림프종이라고 합니다.

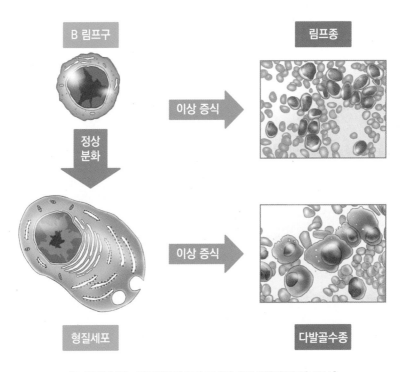

[B 림프구 또는 형질세포의 이상 증식에 의한 암(혈액종양) 생성]

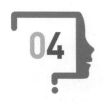

혈액세포에는 어떤 것이 있고,
골수란 무엇이며 어떤 일을 하나요?

혈액세포는 말 그대로 혈액에 존재하는 세포입니다. 적혈구, 백혈구, 혈소판이 그 대표적인 세포들인데, 이들은 골수에 존재하는 조혈모세포에서 스스로 복제 및 분화하여 만들어집니다. 이들은 혈장 속에서 떠다니며 우리 몸 곳곳으로 이동하여 여러 가지 기능을 합니다.

적혈구는 산소를 운반하고, 백혈구는 체내에 침입한 병원균이나 암이 발생하면 초기에 제압하고, 혈소판은 상처가 나면 혈액응고를 도와서 출혈을 막는 역할을 합니다. 적혈구과 혈소판은 그 종류가 하나지만, 백혈구는 5 종류의 세포들을 전체적으로 부르는 명칭으로, 호중구, 호산구, 호염구, 단구, 림프구로 나뉩니다. 이 중 림프구는 다시 T 림프구, B 림프구, 자연살해세포(NK 세포)로 분류됩니다. 림프구 중에서는 T 림프구가 50~70%로 대부분을 차지하고, 나머지 B 림프구와 자연살해세포로 구성됩니다.

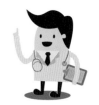

"다발골수종도 혈액암인데 그 원인세포인 형질세포가 혈액세포에 왜 존재하지 않나요?" 라는 궁금증이 생길 수 있겠습니다. 사실 형질세포도 혈액세포입니다. 다만, 그 세포의 수가 극히 적어 주된 혈액세포에 기술되지 않았을 뿐이며, B 림프구 중 일부가 형질세포로 분화된 것이라 "B 세포의 자손세포"라고도 할 수 있습니다. 형질세포는 혈액보다 주로 골수에서 관찰됩니다.

골수는 겉질뼈로 둘러싸인 뼈잔기둥들 사이의 부드러운 공간으로 적혈구, 백혈구, 혈소판 같은 혈구세포를 만들어 혈관으로 내보내는 기관입니다. 성인이 되면 긴뼈에서는 혈액 생성이 안 되고 골반, 꼬리뼈, 갈비뼈, 척추, 두개골 등 일부에서만 혈액생성을 하기 때문에 흔히 골반뼈에서 골수검사를 하게 됩니다. 골수검사는 골수 속 세포나 조직을 보기 위해 시행하는 검사로 골수흡인과 생검을 하게 됩니다. 골수흡인이란 골수액을 주사기로 뽑아내는 것을 의미하며, 골수생검이란 긴 대롱 같은 바늘을 이용하여 골수조직 자체를 떼어내는 것을 말합니다.

다발골수종은 골수흡인 검체로 슬라이드를 만들어 염색한 뒤, 현미경으로 형질세포를 관찰하여 진단을 내리게 됩니다. 이 과정에서 적혈구, 백혈구, 혈소판의 전구세포의 수, 크기나 모양도 관찰합니다. 골수생검으로 떼어낸 조직은 여러 단계를 거쳐 얇게 잘라 슬라이드에 부착시키고 염색한 뒤 전체적인 세포충실도와 골수 구조 이상을 관찰하여 판독합니다.

　골수검사를 통해 다발골수종, 백혈병, 림프종과 같은 혈액종 양, 다양한 종류의 빈혈, 고형암(위암, 폐암, 유방암 등)의 골수 침범 등을 진단할 수 있습니다.

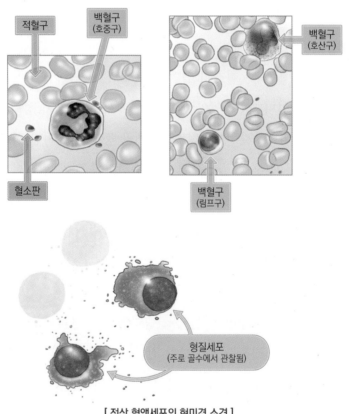

[정상 혈액세포의 현미경 소견]

다발골수종은 누가 잘 걸리나요?

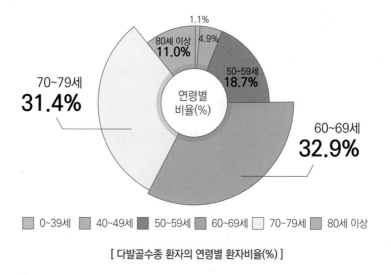

1.1%
4.9%
80세 이상
11.0%
50~59세
18.7%
70~79세
31.4%
연령별
비율(%)
60~69세
32.9%

■ 0~39세 ■ 40~49세 ■ 50~59세 ■ 60~69세 □ 70~79세 ■ 80세 이상

[다발골수종 환자의 연령별 환자비율(%)]

다발골수종은 남자에서 발생빈도가 높으며 연령에 따라 빈도가
증가합니다. 해외에서는 백인보다 흑인에서 발생 빈도가 더 높다
고 알려져 있습니다. 진단 당시의 중앙 연령은 외국의 경우 70세

정도이고, 우리나라도 2016년 통계 기준 68세로 점차 증가하는 추세입니다. 40세 이전의 발생은 드문 편입니다.

　다발골수종의 발병 원인은 정확히 밝혀진 바 없지만, 2차 세계 대전시 핵탄두에 의한 방사선에 노출된 사람들에게서 20년 지난 후에 빈도가 증가하였다는 보고가 있습니다. 또한, 다발골수종은 농부, 벌목공, 가죽제품 노동자, 석유제품에 노출되는 사람에게서 다소 많이 발생한다는 보고가 있습니다. 고엽제에 대한 노출도 발병과 연관이 있어 고엽제 연관 질환으로 인정되기도 합니다.

　다발골수종 환자에서 다양한 염색체 이상이 발견되고 있어, 유전자 변이가 발생과정에 관여함을 보여주고 있으나 이것이 병의 발생과 직접 연관되어 있는지는 정확히 밝혀진 바 없습니다.

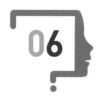

다발골수종은 왜 생기나요?

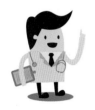

다발골수종은 일종의 스펙트럼의 양상을 보이는 질환으로, 초기에는 임상 증상을 동반하지 않고 비교적 악성도가 낮은 "의미불명단클론감마병증(monoclonal gammopathy of undetermined significance, MGUS)"으로 발견되었다가 점차 증상을 동반한 다발골수종으로 발병합니다.

의미불명단클론감마병증은 65세 이상의 인구 중 약 3%에서 발병하며, 1년에 1%정도 다발골수종이나 관련질환으로 진행됩니다. 의미불명단클론감마병증에 추가적인 유전적 이상이나 골수의 미세환경의 변화를 겪으면서 다발골수종으로 진행됩니다. 의미불명단클론감마병증의 정확한 원인은 밝혀진 바 없으나 역학조사에 따르면 앞서 말한 유전적 원인 외에도 노령, 면역억제, 환경오염(방사선, 벤젠, 유기용제, 제초제, 살충제) 노출 등이 원인이 될 수 있습니다.

다발골수종은 정상인에서 갑자기 발병하는지요?
혹은 병의 전단계나 발병 징후가 있는지요?

다발골수종은 보통 전단계를 거쳐 서서히 발병하는 것으로 알려져 있습니다. 하지만, 전단계에서는 환자의 자각증상이 없고 일상적인 혈액검사나 사진촬영으로 발견하기 어려우므로 환자 본인으로서는 병에 걸렸는지 알기 어렵습니다. 그러다가 병이 진행되면서 빈혈, 고칼슘혈증, 신기능 저하, 골절 등의 합병증이 하나 둘씩 발생하고 이로 인한 무기력, 피곤, 부종, 소변의 거품, 허리 또는 다른 뼈의 통증과 같은 증상이 서서히 나타나게 됩니다. 이러한 증상은 대부분 일상생활에서 드물지 않게 겪을 수 있는 것들이기 때문에 처음에는 대수롭지 않게 생각하여 참고 넘어가거나 진통제 복용 등으로 견디다가 골절 등의 급성 합병증이 발생하여 병원에 오시는 경우가 많습니다. 그렇기 때문에 환자는 이 병이 갑자기 생겼다고 착각하기 쉬우나, 사실은 오랜 기간 서서히 진행된 것입니다.

　다발골수종의 전단계 중 가장 초기는 의미불명단클론감마병증 (monoclonal gammopathy of undetermined significance, MGUS) 이며 조금 더 진행하면 무증상골수종이라고 합니다. 이름 그대로 이때까지는 환자가 병의 징후를 느끼기 어렵습니다. 다발골수종은 대부분 50대 중반 이후에 발병하다 보니 많은 분들이 당뇨, 고혈압, 심장질환, 신장질환, 골다공증, 퇴행성 관절염과 같은 만성 질환을 동반하고 있습니다. 따라서, 무기력, 피곤, 부종 및 소변의 거품, 허리 또는 다른 뼈의 통증과 같은 다발골수종의 징후가 나타나더라도 이것이 기존의 만성 질환과 관련된 증상으로 판단하게 되어 다발골수종이 이러한 징후의 원인이라고 의심하기 어렵습니다. 우선 지역사회의 만성 질환 전문 의료진(내과, 가정의학과, 근골격 질환 전문의)의 진료를 받은 후 증상의 호전이 없다면, 다발골수종의 가능성을 확인하기 위해 혈액종양내과의 전문적인 진료를 받으시는 것이 좋습니다.

다발골수종은 전염되거나 유전되는 병인가요?

결론부터 말씀드리면 다발골수종은 전염되거나 유전되는 병이 아닙니다. 감기나 결핵 등과 같은 감염성 질환은 주변인의 침이나 객담 또는 신체 접촉 등을 통해 세균이나 바이러스를 전파함으로써 감염됩니다. 다발골수종은 감염력이 있는 세균이나 바이러스에 의해 발생하는 것이 아니라, 형질세포가 유전자 돌연변이 등 다양한 원인으로 인해 암이 되어 발생하는 혈액종양 중 하나이기 때문에 가족이나 주변인들에게 전염되지 않습니다.

그렇다면, 유전자 돌연변이는 언제 일어나는 것일까요? 유전자 돌연변이를 일으키는 원인은 아직 명확하지 않지만, 식습관, 음주, 흡연 그리고 생활환경 등의 다양한 원인에 의해 후천적으로 발생하는 것으로 알려져 있습니다. 즉, 태어날 때부터 어머니나 아버지로부터 암을 발생하게 하는 유전자를 물려받아서 다발골수종이 발생하는 것이 아니라 살면서 후천적으로 유전자 돌연변이가 발생하여 암으로 진행되는 것으로 이해하시면 됩니다.

정리하면, 다발골수종은 타인에게 옮거나 옮기는 전염성 질환이 아니며, 후손에게 유전되는 질환이 아니므로 가족이나 친지들에게 이 병이 퍼질 우려는 없다고 볼 수 있습니다.

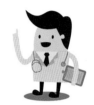

다발골수종은 완치되는 병인가요?

다발골수종 세포를 모두 없애는 것은 이론적으로 불가능하지만, 암세포의 수를 최대한 줄여서 우리 몸의 면역 체계가 조절할 수 있고 더 이상 문제를 일으키지 않게 하는 것이 현재의 완치 개념이라고 할 수 있습니다.

최근에 개발된 신약들로 인한 눈부신 치료 성적의 향상에도 불구하고 다발골수종은 아직 완치가 쉽지 않은 병으로 분류되고 있습니다. 하지만 완치된 경우가 없는 것은 아닙니다. 최근 국제골수종연구그룹(IMWG)에서 보고한 결과에 의하면 자가조혈모세포이식이 가능한 환자군의 경우 장기 무병 생존 즉, 완치의 가능성은 14.3% 정도로 관찰되었습니다. 또한, 최근에는 면역-세포 치료제나 새로운 기전의 약제 등 새롭고 효과적인 치료법의 개발이 이루어지고 있으므로 완치 가능성은 더욱 늘어날 것으로 기대됩니다.

10

다발골수종 환자의
생존기간은 얼마나 되나요?

다발골수종의 항암치료가 불가능했던 시절에는 진단 후 6개월에서 1년 밖에 살지 못하던 예후가 매우 불량한 질환이었으나, 1962년 경구 멜팔란과 스테로이드 병합요법과 같은 항암치료가 도입되면서 평균수명이 2~3년 정도로 향상되었습니다. 1980년대 중반부터 자가조혈모세포이식이 시작되고 2000년대 이후 탈리도마이드, 보르테조밉이나 레날리도마이드와 같은 새로운 치료제가 도입되면서 치료 성적은 급격하게 향상되어 자가조혈모세포이식을 받은 환자에서는 중앙생존기간 8년, 이식을 받지 못하는 고령의 환자에서는 중앙생존기간 5년 정도로 향상되었습니다.

최근 새로운 치료제가 빠른 속도로 실제 진료에 도입되고 있는 상황을 고려하면, 지금 진단된 환자들의 치료 성적은 이보다도 훨씬 더 좋아질 것으로 예측됩니다.

중앙생존기간이란, 예를 들면 100명의 환자 중 오늘 사망하는 환자부터 장기 생존하는 환자를 사망순서 기준으로 나열할 때, 그중 51번째 사망하는 환자의 생존기간을 의미하는 것으로 치료의 효과 등을 파악하고 비교하기 위한 의학통계적인 수치입니다. 따라서 지금 이 책을 읽으시는 환자분들 각각의 생존기간을 의미하는 것이 아니므로, 중앙생존기간에 큰 의미를 부여하지는 않아도 되겠습니다.

다발골수종은 현재 완치를 목표로 치료하는 질환으로 분류하지는 않지만, 생존율이 향상됨에 따라 조절 가능한 만성 질환으로 보는 시각도 있으며, 약 10% 정도는 장기간 생존이 관찰되고 있습니다. 다양한 신약의 등장으로 인해서 평균 수명은 더욱 늘어날 것으로 예상됩니다.

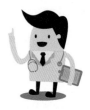

11

다발골수종 환자는
어떤 증상을 보이나요?

다발골수종은 골수에 존재하는 형질세포의 과도한 증식으로 발생하는 혈액종양입니다. 다발골수종의 증상은 크게 1. 형질세포 증식으로 인하여 뼈가 약해지고 파괴됨으로써 나타나는 증상 2. 골수 내 형질세포는 증식하고 정상 혈액세포는 생산이 감소하면서 발생하는 증상 3. 형질세포에서 만들어진 비정상적인 단클론단백 때문에 생기는 증상으로 분류할 수 있습니다. 이를 각 항목별로 살펴보면 다음과 같습니다.

1. 뼈가 약해지고 파괴됨으로써
나타나는 증상

악성으로 증식한 형질세포로 인하여 뼈가 약해져서 척추뼈나 갈비뼈 혹은 병변이 발생한 뼈 부분들에서

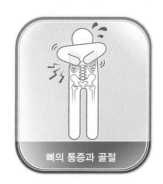

뼈의 통증과 골절

통증이 발생하며 골절이 발생할 수 있습니다. 또한 뼈가 파괴됨으로써 뼈의 주된 성분인 칼슘이 과도하게 혈액에 유입됨으로써 갈증, 구역질, 변비, 정서나 의식 장애 등의 증상이 발생할 수 있습니다.

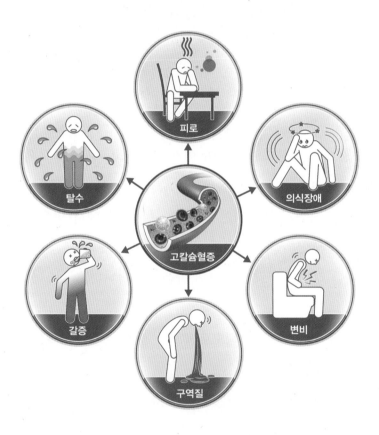

2. 골수에서 형질세포의 증식과 정상 혈액세포 생산이 감소되어 나타나는 증상

형질세포의 악성 증식은 적혈구의 생산을 악화시켜서 빈혈이 발생함으로써 전신쇠약, 어지럼증, 숨참 등의 증상이 발생합니다. 또한 형질세포의 악성 증식으로 외부에서 들어오는 세균 등에 반응하여 정상적인 항체 생산을 하기 어려운 상황이 발생하므로 감염의 빈도가 증가합니다.

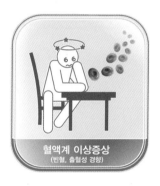

혈액계 이상증상
(빈혈, 출혈성 경향)

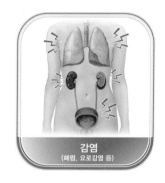

감염
(폐렴, 요로감염 등)

3. 형질세포에서 만들어진 비정상적인 단클론단백에 의한 증상

혈액의 점도가 높아져 과점도증후군을 유발하여 어지럽거나 혹은 신장을 침범하여 단백뇨 및 신장기능장애가 생길 수 있으며, 체내의 여러 조직에 비정상적인 단클론단백이 침착되는 아밀로이드증을 유발할 수도 있습니다. 또한 증가된 비정상적인 단클론단백은 혈소판과 응고인자의 기능에 장애를 일으켜 출혈 경향이 발생하기도 합니다.

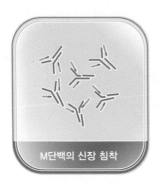
M단백의 신장 침착

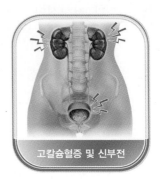
고칼슘혈증 및 신부전

어지럽고 힘이 없어요. 숨도 좀 차고요. 병하고 관련이 있나요?

　빈혈이 발생하면 어지럽거나 기운이 없고, 쉽게 피곤해지며 숨이 찰 수도 있고 심할 경우 뻐근하게 가슴 통증을 느낄 수도 있습니다. 빈혈이란 우리 몸의 혈액 안에 있는 적혈구가 감소한 상태를 말하며 적혈구는 폐에서 산소를 받아 우리 몸 전체로 전달해 주는 역할을 하므로 적혈구가 감소되는 빈혈이 발생하면 어지럽고 기운이 떨어지며, 숨이 차는 증상을 느끼게 됩니다. 빈혈은 다발골수종의 가장 흔한 동반 증상 중 하나입니다. 따라서 다발골수종을 치료하여 질병이 호전되면 빈혈도 개선될 수 있습니다. 하지만 빈혈의 원인은 매우 다양하므로 철결핍빈혈 등 다발골수종이 아닌 다른 원인에 의한 빈혈이 동반되어 있을 가능성도 고려해야 합니다. 또한 다발골수종 치료를 위한 약제들도 빈혈을 일으킬 수 있습니다.

13

몸이 붓고, 소변에서 거품이 많이 나요.
병하고 관련이 있나요?

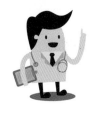

몸이 붓는 증상은 다양한 원인에 의해 발생합니다. 다발골수종 환자에게 부종이 발생하였다면 빈혈, 저알부민혈증, 심장기능 저하, 신장기능 저하, 정맥혈전증, 약제의 부작용 등이 원인일 수 있습니다. 따라서 '몸이 붓는다'는 증상이 반드시 다발골수종과 관련이 있는 것은 아니고, 정확한 원인에 대해서는 담당 주치의 선생님과 면밀히 상의하시는 것을 권합니다.

소변에 단백질이 있는 것을 단백뇨라고 합니다. 단백뇨가 있는 경우에는 비누처럼 표면장력이 낮아져서 소변에 거품이 많을 수 있습니다. 따라서 단백뇨가 있는 다발골수종 환자들에게서 거품뇨가 있기도 합니다. 하지만 '소변에 거품이 많으면 단백뇨가 있는 것이다'라고 단정적으로 말할 수 없습니다. 단백뇨가 있어서 거품뇨가 발생하는 경우보다는 소변줄기의 세기가 강하여 거품이 발생하는 경우가 더 흔합니다. 단백뇨 때문에 발생하는 거품뇨는 시간이 지나도 거품이 없어지지 않고 한동안 유지되는 특징이 있습니다. 또한, 다발골수종이 없으면서 다른 신장질환이 있는 경우에도 단백뇨가 발생할 수 있으므로, 거품뇨 및 단백뇨가 있다고 해서 모든 원인이 다발골수종이라고 할 수는 없습니다.

허리가 몹시 아파요. 특히, 움직일 때 더 아프네요. 병하고 관련이 있나요?

다발골수종을 처음 진단받은 환자의 약 70%는 뼈 통증을 호소하는 것으로 알려져 있습니다. 이러한 뼈 통증은 움직임에 의해 악화되는 경우가 많습니다. 대개, 통증은 허리와 가슴 부위의 갈비뼈 부위에 흔하게 발생하지만 드물게 사지의 통증을 호소하는 경우도 있습니다. 경우에 따라 병적 골절을 일으켜 아주 심한 통증을 일으키기도 합니다. 만약, 허리 통증과 함께 팔 또는 다리의 기운이 확 떨어지거나, 저린 증상, 배뇨 장애 혹은 배변 장애가 동반된다면 골수 외 형질세포종(다발골수종을 일으키는 형질세포가 뭉쳐 골수 밖에 덩어리를 형성하는 경우) 혹은 골절된 척추뼈가 척수신경을 누르는 척수압박을 의심할 수 있으며 즉시 담당 주치의 선생님에게 알려야 합니다.

이러한 뼈 병변을 진단하기 위해 과거에는 전신 단순 방사선 사진을 촬영하여 왔으나, 최근에는 전신 저선량 CT(컴퓨터 단층 촬영)나 MRI(자기공명영상)로 더욱 정확하게 그 원인을 밝힐 수 있기 때문에 단순 방사선 사진을 보조하여 널리 쓰이고 있습니다. 또한, 필요에 따라 PET-CT(양전자방출단층촬영)가 사용되는 경우도 있습니다.

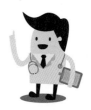

다발골수종 환자가 폐렴 등 감염에 약한 이유는 무엇인가요?

정상적으로, 형질세포는 세균이나 바이러스 등이 우리 몸에 들어왔을 때 이러한 항원에 대한 항체를 만들어서 감염을 막아주는 역할을 합니다. 다발골수종 환자의 비정상적으로 증식한 형질세포는 한 가지 종류의 항체를 과도하게 만들어 내는데 이 항체는 감염을 막는 데는 효과가 없습니다. 반면에 감염에 효과적으로 대처할 수 있는 정상적인 항체의 생산은 현저하게 감소하게 되어, 결과적으로 다발골수종 환자는 감염에 취약하게 됩니다. 뿐만 아니라, 스테로이드를 비롯한 골수종의 치료약제로 인한 면역기능 저하와 호중구감소증과 같은 치료 부작용도 감염의 위험성을 증가시키는 이유이기도 합니다.

다발골수종 환자의 약 25%에서 진단 당시에 이미 감염이 관찰되고 병의 경과 중 대부분 감염이 문제가 되기도 합니다. 주로 세균성 폐렴이나 요로감염의 형태로 발생하며, 대상포진, 폐포

자충 폐렴, 결핵 등의 기회감염도 증가합니다.

 따라서 의료진과 상의하여 독감백신과 폐렴구균 등에 대한 예방접종을 시행하는 것이 감염 예방에 도움이 될 수 있습니다. 그러나 대상포진백신은 종류에 따라서는 생백신으로 면역저하자에게 접종하면 오히려 대상포진 발병의 우려가 있으므로, 다발골수종 환자는 반드시 의료진과 상의 후 접종을 하는 것이 안전합니다. 다발골수종에 대한 치료 중 오한이나 발열, 기침, 가래, 호흡 곤란 등과 같은 감염의 증상이 있는 경우 조기에 병원에 내원하여 진료를 받고 적절한 항균제를 이용한 치료를 받아야 합니다.

16

다발골수종은 어떻게 진단하나요?

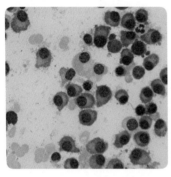

[전형적인 다발골수종 골수 현미경 소견]

다발골수종은 면역글로불린을 만드는 형질세포가 암의 특징인 단일세포증식을 통해 만들어 내는 한 가지 종류의 비정상적인 단클론 단백질, 즉 M단백이 혈청이나 소변에 존재하는지 여부를 확인하여 진단을 시작합니다.

다발골수종은 골용해성 뼈 병변과 함께 고칼슘혈증, 이차감염, 신장을 비롯한 장기의 손상, 빈혈, 신경학적 증상 등이 일어날 수 있는데, 이런 증상이 있으면 '다발골수종'으로 진단하고, 만일 이런 증상이 아직 없으면 '무증상 다발골수종'으로 따로 분류하게 됩니다

따라서, 진단을 위해서는 환자의 혈청 및 소변 검사, 골수검

사와 단순 방사선검사, CT(컴퓨터단층촬영), MRI(자기공명영상) 등과 같은 영상검사가 필요합니다. 또 최근에는 예후나 잔존 병소 추적을 위해 PET-CT(양전자방출단층촬영) 등을 시행하기도 합니다.

'다발골수종'이라고 진단하려면, 골수 내 클론성 형질세포가 10% 이상이거나 혹은 조직학적으로 확인된 형질세포종이 있으면서, 아래 기술된 다발골수종 정의 기준이 한 개 이상 있으면 진단할 수 있습니다.

다발골수종 정의 기준:

- 고칼슘혈증(혈청 칼슘이 정상보다 1.0 mg/dL 이상 혹은 11.0 mg/dL 이상)
- 신부전(혈청 크레아티닌 2.0 mg/dL 이상 혹은 크레아티닌 청소율 40 mL/분 미만)
- 빈혈(혈색소 10.0 g/dL 미만 혹은 정상보다 2.0 g/dL 이상 감소)
- 영상검사에서 용해성 뼈 병변이 한 개 이상 존재
- 골수 내 클론성 형질세포가 60% 이상
- 비정상적인 유리경쇄 비율 1 : 100 이상
- MRI 검사에서 5 mm 이상의 국소 병변이 두 개 이상

다발골수종 환자는 일반적인 혈액검사에서 어떤 이상 소견이 보이나요?

혈액검사는 각종 병을 진단하기 위하여 가장 간단하면서도 유용한 검사입니다. 흔히 하는 혈액검사는 CBC(전혈구계산)라는 검사와 생화학검사를 들 수 있습니다. 혈액은 액체 성분인 혈장과 세포(혈구)로 이루어져 있습니다. CBC는 백혈구, 적혈구, 혈소판의 수치를 각각 측정하는 것입니다. 생화학검사는 혈장의 다양한 화학성분들의 측정을 통해 신장기능, 간기능, 전해질 수치 등을 검사하는 것입니다.

다발골수종은 골수 내 형질세포에서 발생하는 암으로, 비정상 형질세포가 골수 내에서 과도하게 증식하게 됩니다. 이렇게 되면, 골수에서 정상적으로 혈액이 잘 만들어지지 않습니다. 결과적으로 적혈구의 생산이 감소하는 빈혈이 발생하고, 이는 혈액검사 중 CBC에서 혈색소가 감소하는 것으로 알 수 있습니다. 실제로 전체 다발골수종 환자의 약 70% 이상에서 혈색소가 감소하는 빈혈을 관찰할 수 있습니다. 백혈구나 혈소판도 감소할 수는 있지만 빈혈만큼 흔히 나타나지는 않습니다.

다발골수종 환자들은 생화학검사에서도 다양한 이상 소견이 나타날 수 있습니다. 다발골수종은 신장기능 손상을 동반할 수 있는데, 이런 경우 생화학검사에서 신장기능을 대변하는 혈청 크레아티닌 농도가 증가할 수 있습니다. 한편, 골수 내에서 과잉 증식한 형질세포가 만들어낸 M단백이라는 비정상적인 단클론 단백의 증가로 인해 혈청 총 단백 양이 증가하는 결과를 나타낼 수 있습니다. 또한 뼛속에 있는 칼슘이 혈액으로 나와서 혈청 칼슘 농도가 비정상적으로 증가할 수 있습니다.

결론적으로 다발골수종 환자는 일반적인 혈액검사에서 혈색소 감소, 혈청 크레아티닌 증가, 혈청 단백 증가, 혈청 칼슘 증가 등이 나타날 수 있습니다. 그러나, 이런 검사 이상은 다발골수종이 아닌 다른 질환에서도 나타날 수 있고, 다발골수종이라도 이런 이상이 모든 환자에서 다 나타나는 것은 아닙니다.

면역글로불린이란 무엇이고,
M단백이란 무엇인가요? 어떻게 검사하나요?

　면역글로불린이란 인체의 면역에서 중요한 항체 역할을 담당하는 혈청 내 단백질 성분을 의미하는 용어로, G, A, M, D, E의 다섯 종류가 있습니다. 단클론성 면역글로불린 증가라는 것은 하나의 세포가 분열하여 증가된 세포 집단에서 만들어 낸 동일한 면역글로불린의 증가를 의미합니다. 많은 경우에 악성 림프구계 혈액질환(백혈병, 림프종, 다발골수종 등)과 연관이 있습니다.

　M단백이란 단클론성 단백을 의미하며, 앞에 나온 '단클론성 면역글로불린'과 같은 말이라고 보시면 됩니다. 즉 'M'은 '단클론성(monoclonal)'의 알파벳 맨 앞글자 M에서 따온 것입니다. 혈액이나 소변에서 이러한 M단백이 나오는 것으로 판명되면 다발골수종과 같은 혈액질환이 동반되어 있을 가능성이 매우 높습니다. 검사는 주로 단백전기영동검사법이나 면역고정검사법을 사

용하며, 혈액과 소변으로 검사합니다. 검사를 위한 소변은 한 번 받은 소변보다는 '24시간 소변'이 바람직합니다. '24시간 소변'이 란 병원에서 나누어 준 전용 용기에 24시간 동안 모은 소변을 말 하며, 일정한 시간(예: 오전 8시)에 시작하여 다음 날 그 시간 (예: 다음 날 오전 8시)까지 모으게 됩니다. 예를 들면 첫날 오전 8시에 나온 소변은 버리고 그 이후부터 다음 날 오전 8시까지 모 아야 하는데, 기억해야 할 중요한 점은 대변볼 때 나오는 소변도 함께 모아야 하고 소변을 모으는 동안 전용 용기는 냉장 보관을 해야 한다는 것입니다.

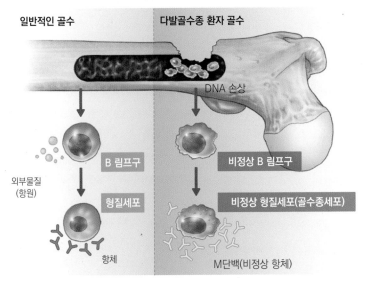

일반적인 골수   다발골수종 환자 골수

DNA 손상

외부물질
(항원)

B 림프구   비정상 B 림프구

형질세포   비정상 형질세포(골수종세포)

항체   M단백(비정상 항체)

[M단백의 생성 과정]

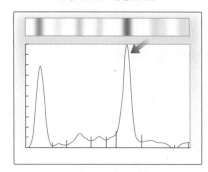
혈청 단백전기영동검사법

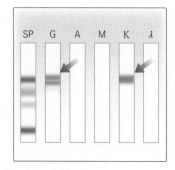
혈청 면역고정검사법

[단백전기영동검사법 및 면역고정검사법: M단백(➡)]

M단백과 혈청 유리형경쇄 검사는
다른 것인가요?

면역글로불린은 각각 2개의 중쇄와 2개의 경쇄로 이루어져 있습니다. 유리형경쇄란 형질세포에서 면역글로불린이 생성되는 과정에서 중쇄와 결합하지 못하고 혈청 내에 떠다니는 경쇄를 의미합니다. 다발골수종과 같은 형질세포 관련 단클론질환에서 경쇄 카파나 람다 중 한 가지가 크게 증가하는 경우가 많은데, 카파경쇄가 증가하면 카파/람다경쇄 비율은 증가하게 되고, 반대로 람다경쇄가 증가하면 그 비율은 감소하게 됩니다. 유리형경쇄 자체가 M단백을 의미하지는 않지만, 카파/람다 경쇄 비율의 증가 또는 감소가 단클론성을 의미하는 M단백의 존재를 반영한다고는 할 수 있습니다. 혈청 유리형경쇄 검사는 M단백을 검출하는 단백전기영동검사와 함께 다발골수종의 진단 및 치료반응 평가에 널리 이용되고 있습니다.

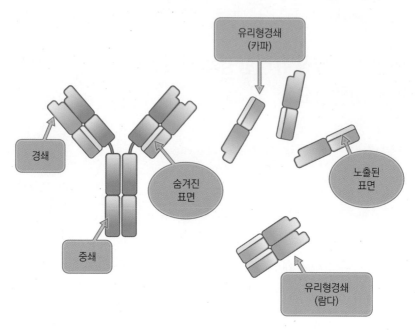

유리형경쇄
(카파)

경쇄

숨겨진
표면

노출된
표면

중쇄

유리형경쇄
(람다)

[면역글로불린의 구조]

골수검사는 왜 하나요? 어떻게 하는 검사이고 검사 전 어떤 준비를 해야 할까요?

다발골수종은 형질세포에서 유래한 혈액종양입니다. 형질세포는 골수에 있기 때문에 정확한 진단 및 치료 반응을 확인하기 위해서 반드시 골수검사를 시행해야 합니다. 골수 검체에서 형질세포 등을 형태학적으로 확인하고 염색체 이상을 비롯한 치료 반응을 예측할 수 있는 검사를 함께 시행하게 됩니다. 골수검사를 할 때 통증이 있을 수 있기 때문에 국소마취를 시행한 후에 진행하며, 피부를 작게 절개한 후 보통 사용하는 주사기 바늘보다 조금 더 길고 두꺼운 바늘로 후장골능선의 골반뼈 안에 있는 골수를 뽑아냅니다. 검사 후 지혈을 위해 일정 시간동안 검사 부위를 압박할 수 있는 자세로(대개의 경우 바로 누워서) 안정을 취합니다. 검사 전에 특별히 준비할 사항은 없으나, 식사는 가볍게 하시거나 검사 후에 드시는 것을 권유 드리며, 검사 전 미리 화장실을 다녀오시는 것이 좋습니다. 검사 당일 검사하시는 분의 지시에 따라 옆으로 또는 엎드린 자세를 하시면 됩니다. 혈액을 묽게 하는 약(아스피린, 와파린 등)을 복용 중인 경우 대부분은 약을 중단할 필요는 없지만, 지혈이 잘 되지 않을 수도 있으므로 미리 주치의와 상담하시고, 지혈이 잘 되는지 확인해야 합니다. 검사 후 일시적으로 검사부위에 통증이 있을 수 있고, 하루 이틀은 뻐근한 통증이 지속될 수 있으므로 주치의와 상의하시고 타이레놀 등의 진통제를 복용하는 것이 도움이 될 수 있습니다. 매우 드물지만 피가 멎지 않거나 검사부위가 빨갛게 부어오르면 즉시 의료진에게 알려야 합니다. 검사 당일 목욕은 피하십시요. 검사 후 경우에 따라서는, 이미 채취한 골수에서 유전자 검사 등 추가적인 정밀 검사를 시행하게 되어 추가 검사비를 지불해야 하는 경우도 있습니다.

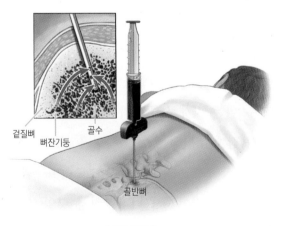

[골수검사]

21

골수로 염색체와 유전자 검사를 한다고 하는데
이런 것은 왜 하는지요?

　일반적인 염색체 검사는 염색체 크기 등을 기준으로 번호 순서대로 배열하여 염색체 이상(수적 이상 또는 구조적 이상)을 판독하는 방법이며, FISH(형광제자리부합법) 검사는 형광현미경에서 DNA 탐색자의 형광 신호 양상을 관찰하여 염색체의 이상 소견을 정밀하게 판독하는 검사 방법입니다.

　다발골수종 환자에서 염색체 검사를 하는 이유는 염색체 수와 구조적 이상을 아는 것이 병의 경과 및 치료 결과의 예측에 중요하기 때문입니다. 염색체의 구조적 이상에는 전좌(염색체 일부가 떨어져 다른 염색체에 붙는 것), 결손(염색체 일부가 없어지는 것) 등이 있습니다. 골수종세포(이상 증식한 형질세포)는 증식력이 낮아서 일반적인 염색체 검사로는 염색체 이상을 발견하기 어려운 경우가 많아서, FISH 검사를 추가로 시행하여 염색체 이상을 발견할 확률을 90% 이상으로 높일 수가 있습니다.

뼈 촬영을 한다고 해요. 혈액질환인데 왜 이런 검사가 필요하지요? 그리고 어떤 검사를 하나요?

　다발골수종 환자가 호소하는 증상 중 가장 흔한 증상은 뼈와 관련된 증상으로 약 70% 정도의 환자가 진단 때부터 호소합니다. 다발골수종에 의한 뼈 통증은 간헐적이고 움직일 때 더 심해지며, 주로 발생하는 부위는 갈비뼈, 가슴뼈, 척추, 빗장뼈, 두개골, 상하지의 긴뼈 들입니다. 통증은 손상 정도에 따라 비교적 가벼울 수도 있고, 매우 고통스러울 수 있습니다. 통증의 주기도 다발골수종이 악화될수록 빨라지고 더 심해질 수 있습니다. 다발골수종에서 발생하는 뼈 병변은 골 융해 병변으로 약한 자극에도 쉽게 골절이 발생할 수 있으며 골다공증이 동시에 나타날 수 있습니다. 골다공증이 심하지 않은 비교적 젊은 연령 또는 명확한 원인이 없는 골절이 발생한 경우 다발골수종을 의심할 수 있습니다. 이러한 골 융해 병변은 단순 X선 사진으로도 관찰될 수 있으며, 가장 특징적인 소견은 두개골에서 잘 나타납니다. 뼈의 통증 및 골절은 다발골수종 환자에서 활동의 제약을 유발하고 근력을 약화시켜 전신상태를 악화시키는 주된 원인입니다. 특히 척추 골절이 발생할 경우 척수신경이 압박되어 마비가 발생할 수 있으며, 고관절 또는 넓적다리뼈 골절의 경우 수술 후에도 불유합으로 인해 보행장애가 발생할 수 있습니다.

뼈 병변에 대한 검사는 과거 단순 엑스레이를 주로 시행하였으나, 심한 골 융해 병변만 발견할 수 있어 검사의 민감도가 떨어집니다. 현재는 CT(컴퓨터단층촬영) 또는 MRI(자기공명영상검사)를 시행하여 골 융해 병변을 더 정확히 확인합니다. 단순 엑스레이는 주로 두개골, 척추, 위팔뼈, 넓적다리뼈, 골반뼈 등을 검사합니다. 그 외 뼈 병변을 확인하기 위하여 PET-CT(양전자방출단층촬영검사)를 시행하기도 합니다.

다음은 각 검사방법을 이용하여 확인된 다발골수종의 뼈 병변에 대한 사진입니다.

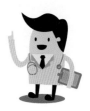

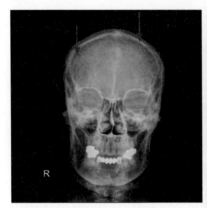

[다발 골 융해 병변을 동반한 두개골 침범(➜)]

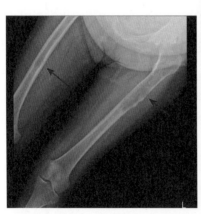

[병적골절 위험성이 높은 넓적다리뼈의 골
융해 병변(➜)]

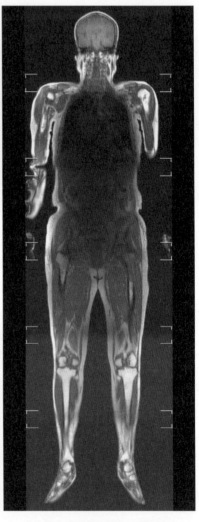

[뼈 침범 여부를 확인하기 위한 전신
자기공명영상(MRI) 검사]

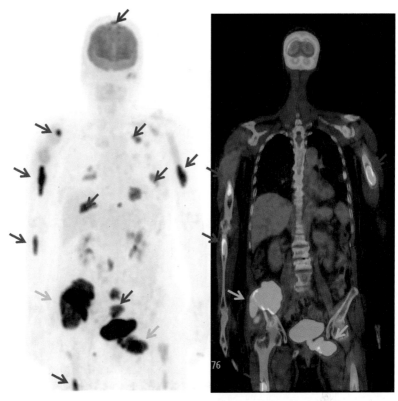

[다발골수종이 침범한 뼈(➡)와 형질세포종(⟶)을 한 눈에 확인할 수 있는 PET-CT 검사]

생존기간에 영향을 주는 검사 결과는 무엇이 있고 병기는 어떻게 결정하는지요?

대표적으로 알려진 것은 혈청 베타2-마이크로글로불린과 혈청 알부민 수치입니다. 일반적으로 병의 생존기간에 영향을 주는 것은 병의 진행단계를 예측하는 병기로 결정됩니다. 다발골수종의 병기는 1기, 2기 및 3기로 나눌 수 있습니다. 예전에는 혈중 혈색소 수치, 칼슘 농도, 뼈의 침범 여부, M단백의 양, 신장기능 수치를 참고하여 만든 듀리-새먼 기준을 사용하였지만 최근에는 혈청 알부민과 혈청 베타2-마이크로글로불린 수치만을 사용한 간편한 국제병기가 사용됩니다. 베타2-마이크로글로불린 수치는 다발골수종의 종양 세포의 양을 간접적으로 표현하며 이 수치가 높으면 예후가 좋지 않습니다. 또한 혈청 알부민 수치가 낮은 그룹이 생존율이 낮습니다. 베타2-마이크로글로불린이 < 3.5 mg/L 이하이고 혈청 알부민이 ≥ 3.5 g/dL 이상인 환자군은 국제병기로 1기이고 베타2-마이크로글로불린이 ≥ 5.5 mg/L 이상인

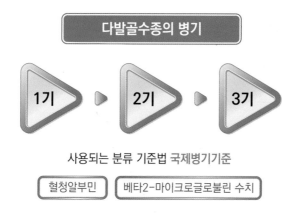

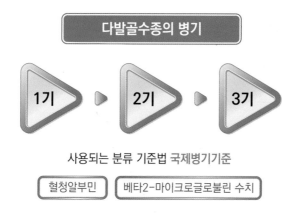

환자군은 3기로 분류됩니다. 나머지 환자군은 2기로 분류됩니다. 국제병기가 제안된 2005년을 기준으로 1기는 평균 66개월, 2기는 44개월, 3기는 29개월 정도가 중간생존기간으로 알려져 있습니다.

또한 다발골수종 환자의 염색체 이상은 환자의 생존기간에 영향을 줄 수 있는 주요 검사 결과입니다. 다발골수종 환자의 염색체 이상은 주로 골수검사를 통해 알 수 있는데 골수검사에서 17번 염색체 단완 결손, 4번과 14번 및 14번과 16번 염색체의 자리바꿈이 발견된 환자는 예후가 좋지 않습니다. 최근에는 국제병기에 FISH에서 발견된 염색체 이상, 혈청 LDH를 조합하여 만든 개정국제병기(Revised International Staging System)가 소개

되어 임상에서 많이 사용되고 있습니다. 개정국제병기에 따른 5년 생존율은 대표연구의 결과에 따르면 1기는 82%, 2기는 62%, 3기는 40% 정도 됩니다.

[개정 국제병기(Revised International Staging System, R-ISS)]

1기	ISS 1기(혈청 베타2-마이크로글로불린 < 3.5 mg/L + 혈청알부민 ≥ 3.5 g/dL)이면서 iFISH에서 고위험군 염색체이상† 없고 혈청 LDH 정상인 경우
2기	1기와 3기를 제외한 모든 경우
3기	ISS 3기(혈청 베타2-마이크로글로불린 ≥ 5.5 mg/L)이면서, iFISH에서 고위험군 염색체이상이 있거나 혈청 LDH가 증가된 경우

† : iFISH 고위험군 염색체이상: del 17 (p), t (4:14), t (14:16)

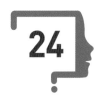

24

다발골수종 치료에는
어떤 종류들이 있나요?

다발골수종의 치료는 골수종 세포를 제거하는 직접적인 방법인 항암화학요법과 합병증 발생을 줄이기 위한 보존적 치료로 나눌 수 있습니다. 다발골수종의 항암화학요법은 환자의 나이(70세 미만 vs 70세 이상) 및 활동도와 동반된 질환이 있는지를 고려하여 자가조혈모세포이식 가능 여부를 우선 결정한 후 첫 치료 약제를 선택하게 됩니다.

1. 항암화학요법

항암화학요법은 다발골수종 치료의 근간이 되는 치료 방법으로 골수종 세포를 직접적으로 제거하는 방법입니다. 치료 약제는 주사제와 경구제로 분류할 수 있으며 일반적으로 항암화학요법의 치료 주기는 3~4주 간격으로 반복됩니다. 이후 양호한 치료 반응을 보이면 약제의 변경 없이 수 개월간 지속합니다. 나이가 젊고 전신 상태가 양호하여 자가조혈모세포이식이 시행 가능하다고 판단되는 환자들의 경우와 70세 이상이거나 전신 상태가 불량하여 자가조혈모세포이식의 적응증에 해당되지 않는 환자들의 경우는 각각 일차치료 약제를 다르게 적용합니다. 특별히 알킬화제 항암제인 멜팔란 등은 조혈모세포 채집에 영향을 줄 수 있어 자가조혈모세포이식 가능군에서 첫 치료 약제로서 사용하지 않습니다. 하지만 대부분의 약제는 양 군에서 동일하게 사용되며 임상적인 판단에 따라서 조합을 달리하는 주사제와 경구제의 복합요법 혹은 단독요법으로 사용될 수 있습니다.

다발골수종에서 사용하는 약제는 다음과 같이 분류할 수 있습니다.

1) 면역 조절 관련 약제

탈리도마이드의 항골수종 효과는 다양하게 알려져 있으며 새로운 혈관형성을 차단하여 종양세포로 전해지는 혈액의 공급을 차단해 골수종 세포의 성장을 방해하고 면역체계에 다양한 작용을 함으로써 치료 효과가 있는 것으로 알려져 있습니다. 탈리도마이드의 효과와 부작용을 개선한 레날리도마이드, 레날리도마이드에 불응하거나 재발한 경우에 사용 가능한 포말리도마이드 등이 있습니다.

2) 프로테아좀 억제제

세포분열 조절 단백질을 분해하는 프로테아좀을 억제함으로써 항암 효과를 나타내는 것으로 알려져 있습니다. 정상 세포는 프로테아좀의 활성이 잠시 억제되더라도 세포분열 능력을 회복하는데 반해 암세포들은 프로테아좀의 활성이 잠시라도 억제되면 곧바로 사멸 과정에 들어가는 것으로 알려져 있습니다. 주사 약제로 개발된 보르테조밉을 시작으로 카필조밉이 임상에 적용되고 있고, 경구 약제로 익사조밉도 프로테아좀 억제제로 분류되는 약제입니다.

3) 항체 치료제

형질세포의 세포 표면에 특징적으로 발현하는 대표적인 항원인 CD38을 표적으로 만든 항체 치료제로서 다라투무맙이 있으며, CS1 이라는 항원을 표적으로 하는 엘로투주맙 등이 있습니다.

4) 세포독성 항암제

다발골수종의 치료제로서 가장 오랜 전통을 가지고 있는 알킬화제 항암제인 멜팔란 및 사이클로포스파마이드와 독소루비신, 빈크리스틴, 벤다무스틴 등이 단독 혹은 여러 조합으로 사용될 수 있습니다.

5) 스테로이드

전통적으로 스테로이드는 다발골수종의 치료 약제로 필수적인 약제입니다. 덱사메타손, 프레드니솔론(소론도) 등의 약제들이 스테로이드로 분류됩니다. 스테로이드는 항골수종 효과를 가지고 있으며, 다른 항암제와 복합요법으로 사용할 경우 상승효과를 보이는 것이 잘 알려져 있습니다. 따라서 환자의 활동도가 매우 떨어지는 경우와 같이 매우 제한적인 경우를 제외하고는 스테로이드 단독 치료보다 다른 항암제와 복합요법으로 함께 사용됩니다.

2. 방사선치료

방사선치료는 다발골수종 진행에 의해서 발생한 골수외 형질세포종의 치료 및 골격계 손상에 의해서 발생하는 통증의 조절 등을 위해서 주로 사용됩니다. 방사선치료는 전신 치료인 항암화학요법에 비해 국소적으로 국한된 병변에 보다 빠르게 악성세포를 제거하며, 이를 통해 통증을 빠르게 진정시키거나, '척수압박증후군'과 같은 심각한 신경학적 증상을 완화시킬 수 있습니다. 치료는 방사선종양학과 전문의와 함께 방사선조사량을 비롯한 전반적인 방사선치료방법을 상의한 후 신중하게 시행을 결정하게 됩니다.

3. 조혈모세포이식

조혈모세포이식 치료는 관해유도 항암화학요법 이후에도 잔존해 있는 악성 골수종세포를 고용량 항암제를 투여하여 제거한 후 미리 채집해둔 환자 자신의 조혈모세포를 중심정맥관을 통해 투여하여 골수에 생착시키는 방법입니다. 다발골수종의 경우 주로 자가조혈모세포이식이 우선되는 이식방법이지만 상황에 따라서 가족이나 타인을 이용한 동종조혈모세포이식을 진행하는 경우도 있습니다. 이식을 위해서는 수주 간의 입원이 필요하고, 그 기간 동안 활동이 제한됩니다. 나이가 젊고(70세 미만), 전신 상태가 좋은 환자의 치료에서는 아직까지는 표준 항암화학요법만으로 치료하는 경우와 비교해서 조혈모세포이식을 추가하는 경우 더 우수한 반응률과 생존율이 보고되고 있습니다.

4. 유지요법

일반적인 항암화학요법 및 자가조혈모세포이식 이후 획득한 관해 상태 및 좋은 질병 조절 상태를 유지요법을 통해서 지속적으로 관리 연장할 수 있습니다. 저용량의 탈리도마이드, 레날리도마이드, 보르테조밉 등이 유지요법으로 사용될 수 있습니다.

5. 보존적 치료

다발골수종은 골격계 합병증의 발생 비율이 높고 진단 당시 이미 골격계 통증이나 이상이 동반된 경우가 많습니다. 다발골수종에서 증가된 파골세포의 활동도를 줄여 병적골절의 빈도를 줄이고, 골수내 골수종 세포의 성장을 억제시키는 다양한 장점을 가지는 비스포스포네이트 및 RANK 리간드를 표적으로 개발된 데노수맙과 같은 항체치료를 항암화학요법과 함께 시행합니다. 다발골수종으로 인해 신기능이 매우 악화된 환자의 경우는 혈액투석이 항암치료와 병행되기도 합니다.

25

고령 환자인 경우
일반적으로 일차치료는 어떻게 하나요?

　치료의 대상이 되는 다발골수종의 일차치료를 어떠한 방법으로 시행할 지는 환자가 자가조혈모세포이식의 대상이 되는 지의 여부에 근거하여 결정합니다. 우리나라의 경우 만 70세 이상 연령의 환자는 자가조혈모세포이식의 요양급여 대상에서 제외되므로, 여기서 언급하는 고령의 환자는 만 70세 이상의 환자입니다. 물론, 70세 이상의 고령 환자도 보험급여가 되지는 않지만 경우에 따라서는 담당 선생님과 상의하여 자가조혈모세포이식을 시행할 수도 있습니다.

　고령의 환자의 경우, 일차치료의 목표를 설정함에 있어 적극적이고 강력한 약물치료로 골수종의 관해를 유도하는 것만큼이나 치료 중 삶의 질이나 치료 합병증에 대한 세심한 고려가 강조될 수 밖에 없습니다. 다발골

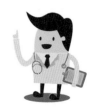

수종의 긴 경과와 더불어, 상당수의 고령환자가 동반 만성질환을 갖거나 상대적으로 병약한 상황임을 고려한다면 지나치게 적극적인 치료에 따른 합병증으로 삶의 질이 악화되어 위중한 상태에 빠지게 되는 상황이야말로 반드시 경계해야 할 사항이기 때문입니다.

구체적인 치료의 방법이나 일차 약제의 선택은 개개 환자의 질병 상태와 건강 정도에 대한 담당 의사의 판단에 따라 이루어지겠지만 일반적으로는 젊은 환자에게 자가조혈모세포이식 전에 시행하는 일차치료보다는 부작용이 적은 약제의 조합을 사용하게 됩니다. 우리나라에서 가장 보편적으로 일차 약제로 선택되는 요법은 보르테조밉을 포함하는 요법과 레날리도마이드를 포함하는 요법입니다. 고령 중에서도 전신 상태가 더 불량하거나 의미 있는 동반 질환이 있는 환자들에게는 3제 요법보다는 2제 요법을 선호하는 경향이 있습니다.

26

항암치료를 받기에는
너무 연세가 많고 몸이 약한데 치료해야 할까요?

다발골수종은 노인에게서 발생하는 대표적인 혈액암이며, 우리나라도 평균발생 연령이 68세이고, 70세 이상이 44%, 75세 이상이 28%, 80세 이상이 12% 그리고 85세 이상이 3%를 차지합니다. 고령에서는 동반 질환도 많고 장기의 기능도 떨어지기 때문에 부작용이 더 심하게 나타날 수도 있어서 젊은 환자와 똑같은 용량과 스케줄로 치료를 할 수는 없습니다. 최근 우리나라에서도 이식 가능 연령을 70세 미만으로 상향 조정했으므로, 앞으로 70세 이상을 노인 다발골수종으로 분류하는 것이 적절하겠습니다. 이 군의 환자들의 일차치료에는 자가조혈모세포이식이 포함되어 있지 않습니다. 고령에서는 나이에 따른 여러 기준을 바탕으로 약제를 감량하여 치료에 적용하므로 이 기준에 따라서 치료하면 비교적 안전하다고 하겠습니다.

최근 5년간 진행된 주요 연구에서 연령에 따른 치료 분석을 살펴 보면, 거의 모든 연구에서 75세 이상의 환자에서도 항암치료의 효과가 큰 것으로 보고되고 있습니다. 따라서 단지 고령이라는 것만으로 치료를 포기하는 것은 옳지 않겠습니다. 더구나 최근에는 고령 환자를 나이뿐 아니라 동반 질환 여부, 전신 상태, 인지 기능과 함께 평가하여 적합/중간/쇠약으로 분류하는 지표(Frailty Index)가 개발되어 치료 방침에 응용하고 있습니다. 이러한 평가를 위하여 병원에서 환자의 상태에 대해 여러 가지 설문을 하는 경우가 있습니다 현재까지 연구된 바에 의하면 비록 이 지표에서 쇠약으로 분류되는 노인 환자에서도 항암치료의 효과가 확인되므로, 비록 연세가 많고 허약하게 생각되는 환자들에게도 적극적인 항암치료가 권고되고 있습니다.

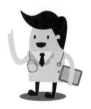

젊은 환자의 경우
일반적으로 일차치료는 어떻게 하나요?

항암치료는 다발골수종 치료의 근간으로 골수종에 의한 증상을 완화시키며, 생존 연장에 도움이 됩니다. 따라서, 항암치료에 비교적 잘 견딜 것으로 생각되는 젊은 다발골수종 환자의 경우, 일차치료는 유도요법 이후 자가조혈모세포이식입니다. 우리나라의 일차치료의 유도요법은 보르테조밉 기반의 복합항암치료로, 보르테조밉과 덱사메타손을 투약하는 2제 요법과 보르테조밉, 탈리도마이드, 덱사메타손을 투약하는 3제 요법이 대표적인 일차 유도요법 치료입니다. 국제 치료 가이드라인에서는 유도요법으로 3제 요법을 보편적으로 권고하고 있습니다. 따라서, 약 4개월에서 6개월간의 보르테조밉 기반의 3제 요법 항암치료로 유도요법을 받은 후 항암치료 반응 평가 결과에 따라 자가조혈모세포이식을 시행 받게 되는 치료 전략이 일반적으로 시행되는 일차치료입니다.

요약하면, 우리나라의의 젊은 다발골수종 환자의 일차치료는 4~6개월간의 보르테조밉 기반 복합 항암치료 후 자가조혈모세포이식을 시행받는 것이 일반적인 표준치료입니다.

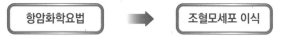

다발골수종의 치료

• **조혈모세포 이식이** 가능한 경우

항암화학요법 ➡ 조혈모세포 이식

• **조혈모세포 이식이** 불가능한 경우

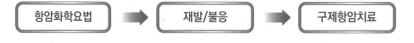

항암화학요법 ➡ 재발/불응 ➡ 구제항암치료

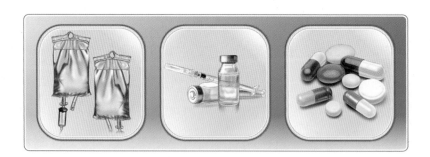

저는 지금 치료를 안 하고 지켜보자고 하네요? 그래도 될까요?

다발골수종으로 진단되었다 하더라도 일부 환자는 이 질환으로 인한 증상이 없고 각종 장기의 기능에도 별다른 이상이 없는 무증상골수종일 수도 있습니다. 무증상골수종의 경우 항암치료를 일찍 시작하는 것이 전체적인 생존에 유리하다는 증거가 아직까지는 뚜렷하지 않습니다. 따라서 치료를 바로 시작하지 않고 경과를 관찰하는 것이 일반적입니다. 그러나 최근 일부 연구에서 무증상골수종 환자 중 몇 가지 위험요소가 있는 일부 고위험 환자군에서는 조기에 치료를 시작하는 것이 좋겠다는 연구 결과가 있고 이와 연관된 여러 임상연구가 진행 중입니다. 그러나 아직까지 표준 치료로 인정되지는 않고 있습니다.

다발골수종이 재발한 경우에도 유사한 원칙이 적용됩니다. 치료 후 혈액이나 소변에 M단백이 증가하여 재발로 판정이 된 경우에도 질환으로 인한 장기 또는 조직 손상의 증거가 없고 진행

속도가 느린 경우에는 면밀히 관찰하면서 치료를 유보할 수도 있습니다.

따라서, 담당하는 주치의가 치료를 하지 않고 주기적으로 검사만 하면서 경과를 지켜보자고 하는 경우 상기와 같은 이유로 경과 관찰을 하는 경우로 생각하시면 될 것 같습니다.

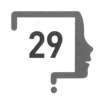

치료가 잘 되는지 확인하기 위해서 검사를 한다던데, 어떤 검사를 하나요?

다발골수종은 골수 내 형질세포가 비정상적으로 증식하는 혈액암입니다. 악성화된 형질세포(골수종세포)는 비정상 면역글로불린 단백질(M단백)을 만드는데 혈액 및 소변을 채취하여 M단백을 단백전기영동법 및 면역고정법으로 측정합니다.

치료반응 평가를 위해 1~2개월 간격으로 혈액 및 소변의 M단백을 단백전기영동법으로 측정하는데, M단백 소실 정도에 따라 치료반응을 평가 및 분류합니다. 단백전기영동법으로 M단백이 검출되지 않으면 면역고정법으로 추가 검사를 시행하게 됩니다.

또한, 반응 평가 시 동반되는 증상에 따라 단순 X선 사진, 컴퓨터단층촬영, 자기공명영상검사 등의 영상검사와 골수검사가 필요할 수 있습니다

다발골수종은 재발이 잘 되는 질환으로 알려져 있으므로, 완전 반응을 획득한 이후에도 지속적으로 주기적 평가가 필요합니다.

혈청 단백전기영동검사법

혈청 면역고정검사법

치료전

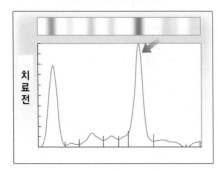
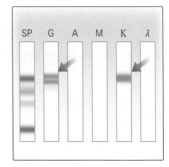

치료후

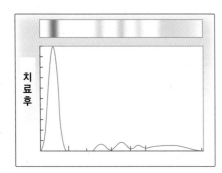
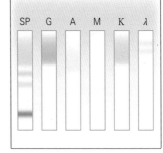

[단백전기영동검사법 및 면역고정검사법]

다발골수종 치료 전 관찰되는 M단백(➡)이 치료 후 소실된 것을 확인할 수 있다.

다발골수종의 치료 반응 평가의 기준은 무엇인가요?

다발골수종의 치료 반응은 2016년에 보완/개정된 국제다발골수종워킹그룹의 지침에 따라 아래와 같이 분류하고 있습니다.

1) **엄격한 완전반응:** 완전반응에 추가로 유리경쇄비율의 정상화와 골수 생검의 면역염색에서 비정상 형질세포가 관찰되지 않는 상태

2) **완전반응:** 혈액과 소변에서 M단백이 검출되지 않고, 면역고정검사도 음성이며, 동반된 형질세포종은 소실되었고, 골수 내 형질세포는 5% 미만인 상태

3) **매우 좋은 부분반응:** 혈액이나 소변의 면역고정검사 양성이나 M단백이 검출되지 않는 상태 또는 혈액 M단백이 90% 이상 감소하고 24시간 소변 M단백이 100 mg 미만인 상태

4) **부분반응:** 혈액 M단백이 50% 이상 감소하고 24시간 소변

M단백이 90% 이상 감소하거나 200 mg 미만인 상태

5) **최소반응:** 혈액 M단백이 25~49% 감소하고 24시간 소변 M단백이 50~89% 감소한 상태

6) **안정질환:** 상기 반응 기준이나 아래 진행성 질환의 기준에 해당하지 않은 경우

7) **진행:** 혈액이나 24시간 소변의 M단백이 25% 이상 증가하는 경우(단, 혈액의 M단백은 최소 0.5 g/dL 이상, 24시간 소변의 M단백은 200 mg 이상 증가해야 함)

최근에는 좀 더 정밀한 검사(차세대유세포분석이나 차세대염기서열분석)를 통해 치료 후의 미세잔류병변 존재 여부를 측정하여, 미세잔류병변 음성 여부를 반응 평가에 포함하기도 합니다.

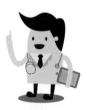

31

다발골수종의 항암화학치료에
사용되는 약제에는 어떤 종류들이 있나요?

다발골수종의 항암화학치료에 사용되는 약제는 크게 항암제와 그 외 보조약제가 있습니다. 약제는 다음과 같습니다.

1. 항암제
(1) 세포독성항암제(사이클로포스파마이드, 멜팔란, 독소루비신, 빈크리스틴, 벤다무스틴)

(2) 스테로이드(덱사메타손, 프레드니솔론, 메틸프레드니솔론)

(3) 프로테아좀억제제(보르테조밉, 카필조밉, 익사조밉)

(4) 면역조절약제(탈리도마이드, 레날리도마이드, 포말리도마이드)

(5) 단클론성항체(다라투무맙, 이사툭시맙, 엘로투주맙)

(6) 파노비노스테트

2. 보조약제

(1) 비스포스포네이트(파미드로네이트, 졸레드로네이트), 데노수맙: 뼈 관련 증상 호전

(2) 말초조혈모세포 가동 촉진제(플레릭사퍼): 자가조혈모세포 채집량 개선

(3) 항생제/항바이러스제(트리메토프림/설파메톡사졸, 아시클로비어): 감염예방

(4) 적혈구형성촉진제(다베포이에틴): 빈혈 개선

(5) 백혈구형성촉진제(G-CSF): 백혈구감소증 개선

(6) 아스피린, 와파린: 면역조절약제 투여할 때 혈전증 예방

32

항암제를 사용할 때 일반적으로 발생하는 부작용에는 어떤 것이 있나요?

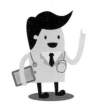

항암치료 중에는 골수종 세포뿐만 아니라 우리 몸의 정상세포들 역시 항암제에 의해 손상을 받기 때문에 여러 가지 부작용이 생기게 됩니다.

흔히 생기는 부작용으로는 골수기능저하로 인한 감염, 빈혈, 출혈과 위장관 점막 세포 손상과 관련한 점막염, 오심과 구토, 설사, 변비, 그리고 모낭세포 손상으로 인한 탈모 등이 있습니다. 이 밖에도 항암제의 종류에 따라 간/신장 기능저하, 피부 발진, 말초신경염, 부종이나 혈당 상승, 혈전증 등이 생길 수도 있습니다.

골수기능저하로 인한 혈구감소증의 경우 백혈구감소로 인해 감염의 위험이 높아지고 빈혈로 인한 어지럼증, 피로, 운동 중 호흡곤란 등이 발생할 수 있습니다. 또한 혈소판 감소로 인해 멍이 들거나 출혈의 위험이 커질 수 있습니다.

말초신경염은 항암제에 의한 신경세포 손상으로 생기는데, 흔히 손발 저림, 감각이 둔해지거나 이상 감각이 느껴질 수 있으며 경우에 따라 심한 통증이나 마비가 생길 수도 있습니다. 항암치료가 종료되고 시간이 지나면서 대개는 개선되지만 일부에 있어서는 오랫동안 불편감이 지속될 수도 있습니다.

항암제의 부작용은 약제에 따라 차이가 있으며, 환자에 따라서도 정도가 다르게 나타날 수 있습니다. 대부분의 부작용은 치료가 가능하고 좋아질 수 있으니 항암치료 중에 불편한 증상이 생기면 의료진에게 알리고 상의하는 것이 중요합니다.

제네릭 의약품(Generic drug)과
바이오시밀러(Biosimilar)란 어떤 것인가요?

제네릭 의약품은 복제약이라고도 불리는 것으로, 기존의 약제의 물질 및 용도 특허가 종료되면 그 이후 동일 성분의 제네릭/복제 의약품이 출시될 수 있습니다. 일반적으로 대부분의 일반의약품은 화학적으로 합성하는 것이라 유효성분 함량이 동일한 제네릭 의약품 합성이 가능합니다. 현재 국내에서도 보르테조밉이나 레날리도마이드의 제네릭이 여러 회사에서 출시되어 사용 중입니다.

바이오시밀러는 동등생물의약품이라고도 불리는 것으로 일반의약품이 아닌 생물의약품에 대한 복제약입니다. 화학적 합성에 의해서 제조되는 일반의약품과는 달리 특허가 만료된 생물의약품인 항체(암세포에 선택적으로 작용하는 단클론성 항체 등)등의 단백질 제품을 효모, 대장균 등을 이용하여 대량으로 생산하는 것이 바이오시밀러입니다. 화학적 합성처럼 약제를 만드는 공정이 동일한 과정에 의한 복제약이 아니므로 원래 생물의약품과 동일한 효과를 나타내는지를 임상시험을 통하여 확인을 받아야 바이오시밀러로 인정을 받게 됩니다. 국내에서도 림프종에 사용되는 리툭시맙, 유방암에 사용되는 트라스트주맙, 류마티스 관절염 등에 사용되는 인플릭시맙 등에 대한 바이오시밀러가 승인을 받아 사용되고 있습니다.

34

탈리도마이드는 어떤 약물입니까?

    탈리도마이드는 면역조절제입니다. 이 약은 1950년대에 처음 에는 수면제로 개발되었습니다. 또한 임신구토증에 대한 항구토 제로 사용되기도 하였으나, 기형아 출산의 원인이 되는 것이 확 인된 후 판매 중지되었습니다. 이후 연구에서 탈리도마이드가 새로운 혈관의 생성을 억제하고, 면역반응을 조절하며, 주변의 미세환경과 상호작용하여 골수종 세포의 성장을 방해하는 효과 가 밝혀지면서 다발골수종 치료제로 도입되었습니다. 다발골수 종에서는 스테로이드나 프로테아좀억제제를 포함한 다른 항암제 와 병용하여 치료제로 사용합니다. 먹는 약으로, 하루 한 번씩 주로 저녁 시간대에 복용하게 됩니다.

    탈리도마이드는 흔히 피로감, 졸림, 손 떨림, 어지러움, 변 비, 말초신경통 등의 부작용을 유발하는 것으로 알려져 있습니 다. 이외에도, 탈리도마이드 투여로 인해 혈전증의 위험이 증가하기 때문에, 치료 중에는 항응고제나 아스피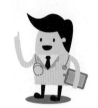
린과 같은 항혈소판제를 예방적으로 사용하
는 것을 권고하고 있습니다.

탈리도마이드는 비가역적인 신경손상을 유
발할 수 있으므로, 손발의 저림이나 감각 저
하, 신경통 등의 증상이 나타날 수 있으며 이러한 증상은 즉시
담당 선생님께 알려 주시는 것이 좋겠습니다. 경우에 따라, 다양
한 중증도의 피부 발진이 발생하는 경우도 있습니다.

탈리도마이드는 태아에게 팔다리짧음증이라는 심각한 기형을
유발할 수 있기 때문에, 임산부는 절대로 이 약을 복용하지 않아
야 합니다. 임신 가능성이 있는 여성이나 배우자의 임신 가능성
이 있는 남성이 치료 목적으로 이 약을 복용하는 경우에는 남녀
모두 반드시 철저하게 피임해야 합니다.

레날리도마이드는 어떤 약물입니까?

레날리도마이드는 탈리도마이드의 후속으로 개발된 2세대 면역조절제입니다. 탈리도마이드와 마찬가지로 체내 면역반응을 조절하여 골수종 세포를 죽이는 역할을 하며, 이 외의 다양한 방법으로도 항골수종 효과를 나타냅니다.

탈리도마이드의 흔한 부작용인 심한 피로감, 피부 발진, 진정작용 및 특히 말초신경염과 같은 부작용을 개선하고 항암효과를 높이기 위해 개발된 약제입니다. 레날리도마이드의 주된 부작용은 백혈구감소증, 빈혈, 혈소판감소증과 같은 혈액학적 부작용이며, 감염의 빈도가 증가하고, 설사, 변비 등의 위장관 부작용과 피부발진 등이 발생할 수 있습니다. 신장기능이 감소된 환자에서는 용량을 감량하여 투약하는 것이 원칙입니다. 탈리도마이드와 마찬가지로 정맥혈전증을 유발할 가능성이 높아 혈전증의 예방을 위해 항혈소판제제나 항응고제를 함께 투약합니다.

또한, 초기 연구에서는 레날리도마이드로 인해 이차성 암의 발생 위험이 증가할 수 있다는 우려가 제기되었으나, 최근 보고되고 있는 장기 추적 연구들의 결과에서는 이차성 암의 발생위험 증가보다 다발골수종 치료 효과가 훨씬 크기 때문에, 결과적으로 약제 사용으로 인한 이익이 위험보다 더 높아서 치료제로 계속 사용이 인정되고 있습니다.

레날리도마이드도 탈리도마이드와 유사하게 태아에게 심각한 기형을 유발할 수 있기 때문에, 임신 가능성이 있는 여성이나 임산부, 배우자의 임신 가능성이 있는 남성은 절대로 복용하지 않아야 하며, 치료 목적으로 이 약을 복용하는 경우에는 남녀 모두 반드시 적절하게 피임해야 합니다. 재발성 혹은 불응성 다발골수종의 치료에 사용되고, 처음 진단된 다발골수종 환자들의 치료로도 사용되고 있습니다. 또한 자가조혈모세포이식 후 유지요법으로서의 효과도 입증되었습니다.

36

포말리도마이드는 어떤 약물입니까?

포말리도마이드는 탈리도마이드, 레날리도마이드에 이어서 개발된 면역조절제 계열의 경구용 항골수종 약제입니다. 주로 덱사메타손과의 병용 또는 사이클로포스파마이드 및 덱사메타손과의 병용요법으로 사용되고 있습니다.

골수억제로 인한 백혈구 및 혈소판 감소가 비교적 흔해 감염에 대한 예방적 항균제 투여가 권고되며, 혈구 수치에 대한 좀더 철저한 추적이 필요합니다. 이외에 발생할 수 있는 흔한 부작용으로는 빈혈, 변비, 설사, 피로, 발진 등이 있습니다. 또한, 혈전증의 예방을 위해 항혈소판제제나 항응고제를 함께 투여합니다. 포말리도마이드도 탈리도마이드와 유사하게 태아에게 심각한 기형을 유발할 수 있기 때문에, 임신 가능성이 있는 여성이나 임산부, 배우자의 임신 가능성이 있는 남성은 절대로 복용하지 않아야 하며, 치료 목적으로 이 약을 복용하는 경우에는 남녀 모두 반드시 적절하게 피임해야 합니다.

37

멜팔란과 사이클로포스파마이드는 어떤 약물입니까?

다발골수종에서 사용되는 멜팔란과 사이클로포스파마이드는 세포독성 항암제로 분류되는 약제입니다.

멜팔란은 다발골수종 환자에서 스테로이드제제나 다른 항암제와 병용해서 사용하는 경우가 대부분이지만, 자가조혈모세포이식 시에는 고용량의 멜팔란 요법이 전처치로 효과적으로 사용되고 있습니다. 부작용으로는 빈혈, 백혈구감소 등의 골수억제와 감염, 구역, 구토, 간기능 이상 또는 신장기능 이상 등이 있을 수 있으나, 저용량으로 사용하는 경우는 부작용이 적은 편입니다. 부작용이 생기면 증상에 따라 감량 또는 휴약이 필요할 수 있습니다. 특히, 멜팔란은 신장기능부전이 있는 환자에서 특히 주의가 필요합니다. 신장기능부전이 있는 다발골수종환자에서 투여 용량의 감량이 필요하고 추적 검사가 필요합니다. 탈모나 발진 등이 나타날 수 있습니다.

　사이클로포스파마이드는 드물지만 고용량을 사용하는 경우 심장 독성이 있을 수 있으며 출혈성 방광염이 생길 수 있어서 주의가 필요합니다. 출혈성 방광염은 일반적으로 혈뇨의 형태로 나타나며 보통의 경우 자발적으로 소멸되지만 경우에 따라서는 수개월간 지속되거나 수혈이 필요할 수 있습니다. 하지만 일반적으로 다발골수종의 치료에서 사용되는 범위인 저용량에서는 그런 부작용은 흔하게 나타나지는 않습니다.

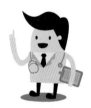

38

스테로이드 제제(프레드니솔론, 덱사메타손)는 어떤 약물입니까?

　다발골수종의 항암치료에서 가장 중요한 약제 중 한 종류로서 거의 모든 다발골수종 치료요법에 포함되는 약제입니다. 대개 다른 항암제와 병용해서 사용하며 경구제제와 주사제로 사용할 수 있고 항암제 용량에 따라 다양하게 사용됩니다. 부작용으로, 흔하게는 고혈당이나 당뇨병의 발생 또는 기저 당뇨병의 악화가 있고 불면증도 매우 흔히 발생합니다. 수포성 피부염을 포함한 피부질환이 있을 수 있으며, 위염, 위궤양, 장염 등의 위장관계 증상, 구강궤양 및 부신피질기능부전증이 발생할 수 있습니다. 드물게는 고령자에게서 섬망 증상 등의 급성 정신 이상이 관찰되기도 합니다.

　스테로이드제제는 다발골수종 환자의 거의 모든 항암요법에 병용하여 사용되므로 치료 기간이 길어질수록 오래 사용하게 되는 경향이 있습니다. 특히 당뇨병 환자의 경우 기존에 잘 관리되던 환자라도 항암치료 중에 스테로이드 제제의 사용으로 인해 혈당 조절이 잘 안 되는 경우가 발생할 수 있어서 추가 치료약제가 필요한 경우도 있습니다. 그 외에 감염증, 결핵, 녹내장, 간 장애, 신장기능부전 등이 동반될 수 있어 특히 고령자 등의 전신상태가 불량한 환자에서 사용할 때 주의가 필요합니다.

39

보르테조밉은 어떤 약물입니까?

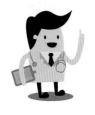 보르테조밉은 가장 먼저 개발된 프로테아좀 억제제입니다. 프로테아좀은 세포 내에 존재하는 소기관으로 세포의 증식과 생존을 조절하는 여러 단백질의 농도를 조절하는 기능을 담당합니다. 많은 연구에서 정상 세포와는 달리 골수종 세포는 프로테아좀의 활성이 잠시라도 억제되면 곧바로 사멸과정에 들어간다는 사실이 밝혀졌고, 이러한 사실에 근거하여 보르테조밉이 다발골수종의 치료에 도입되었습니다.

보르테조밉 투여 후의 부작용으로는 혈소판감소증, 백혈구감소증, 말초신경염, 오심, 구토, 설사, 변비, 피로감 등이 있습니다. 특히, 말초신경염이 가장 문제인데 타는 듯한 느낌, 감각과민, 손발 저림으로 주로 나타나며 투여 중인 보르테조밉의 용량이나 스케줄 조절이 필요할 수 있기 때문에 증상 발생 시에는

담당의사와 반드시 상의해야 합니다. 감량 및 중단 후에는 대개 증상의 호전이나 이전 상태로 회복이 가능하지만 수년간 지속되는 경우도 있습니다. 보르테조밉은 처음에는 정맥주사로 시작하였으나 현재는 부작용을 크게 줄일 수 있는 피하주사로 주로 투여합니다. 보르테조밉 치료를 받는 환자는 대상포진이 발생할 가능성이 높으므로 예방적으로 항바이러스제를 사용하거나 대상포진의 발생 여부를 면밀히 주시해야 합니다.

처음 진단받은 다발골수종 환자에서 자가조혈모세포이식이 가능한 경우 이식 전 유도요법으로 사용되며, 이식이 불가능한 경우에도 첫 치료로 멜팔란과 함께 투여하는 요법이 흔히 사용되고 있습니다. 재발성 혹은 불응성 다발골수종의 치료에도 다양한 약물과 조합하여 사용합니다.

카필조밉은 어떤 약물입니까?

　카필조밉은 선택적, 비가역적으로 작용하는 2세대 프로테아좀 억제제입니다. 1세대 약제인 보르테조밉과 마찬가지로, 카필조밉은 골수종 세포 내의 프로테아좀에 결합하여 프로테아좀의 기능을 억제하여 세포 사멸을 유도하여 궁극적으로는 다발골수종 세포의 증식을 억제합니다. 재발/불응 다발골수종의 치료로 카필조밉과 레날리도마이드/덱사메타손의 3제 요법으로 사용할 수 있고 카필조밉과 덱사메타손의 2제 요법으로 사용할 수도 있습니다.

　첫 주기 투여 전에 정맥을 통한 적절한 수분 공급을 하는데 이는 카필조밉 주사로 인해 다발골수종 세포가 사멸되어 다량의 전해질이 혈액으로 방출되어 전해질 불균형이 발생할 수 있어 이러한 부작용을 경감시키기 위한 목적으로 시행됩니다. 심장기능과 신장기능이 저하된 환자의 경우에는 수액의 양을 필요에 따라 조절하기도 합니다.

카필조밉 투여 후 혈소판감소증, 호중구감소증, 빈혈 등의 혈액학적 이상반응이 발생할 수 있으며, 이러한 이상반응은 약물 치료 주기 별로 혈액검사를 통해 이상반응 유무를 확인하고 치료를 진행합니다. 또한 구역, 구토, 설사, 변비와 같은 위장관계 이상반응이 발생할 수도 있습니다. 카필조밉은 보르테조밉에 비해 신경학적 부작용의 빈도는 매우 낮은 것으로 알려져 있습니다. 고혈압과 운동성 호흡곤란이 동반되는 심부전 등 심혈관계 부작용이 발생할 수 있습니다. 투약 초기에 나타나는 경우가 많아 주의가 필요하나 대개의 경우 조절이 가능한 것으로 알려져 있습니다.

41

익사조밉은 어떤 약물인가요?

익사조밉은 1세대 프로테아좀 억제제인 보르테조밉과 마찬가지로, 다발골수종 세포 내의 프로테아좀에 결합하여 프로테아좀의 기능을 억제하고, 다발골수종 세포 사멸 유도 및 증식을 억제하여 효과를 나타냅니다. 프로테아좀 억제제 중에서 첫 번째로 개발된 경구용 약제입니다.

다발골수종 치료제로 널리 알려진 보르테조밉이 프로테아좀을 억제하는 주사제이었다면 익사조밉은 같은 역할을 하지만 경구로 복용할 수 있어서 투약이 간편한 장점이 있는 약제입니다.

익사조밉의 주요 부작용으로는 설사, 변비, 오심, 구토, 부종, 혈소판감소증, 피로감 등이 보고되어 있으나 적절한 대중치료로 조절이 가능합니다. 익사조밉과 레날리도마이드/덱사메타손의 3제 요법은 다른 3제 요법과 달리 모든 약제가 경구용으로 구성된 장점이 있습니다.

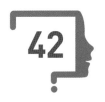

엘로투주맙은 어떤 약물입니까?

'CS1'이라는 세포표면단백질은 정상 조직에는 거의 발현하지 않지만 다발골수종 세포는 95% 이상에서 발현한다고 알려졌습니다. 엘로투주맙은 바로 'CS1'을 표적으로 하는 단클론 항체입니다. 엘로투주맙은 정맥주사제로 개발되어, 재발성 또는 불응성 다발골수종 환자에게서 효과가 입증되었습니다. 그러나 단독요법보다는 레날리도마이드나 포말리도마이드와 같은 다른 항암제와 병용투여하는 경우 더 효과적인 것으로 보고되었습니다.

엘로투주맙은 다른 항다발골수종 약물과 비교하여 상대적으로 부작용의 발현 빈도가 낮아, 3등급 이상의 림프구감소증, 호중구감소증, 혈소판감소증, 빈혈 등의 부작용이 약 10~20% 로 보고되었습니다. 그 외의 일반적 주의사항으로 주입관련반응이 있을 수 있는데, 여러 임상연구에서 발열, 오한, 혈압 상승 등의 반응이 약 10% 미만에서 발생하였고 대부분 경미하였습니다.

43

다라투무맙은 어떤 약물입니까?

다라투무맙은 다발골수종 세포 표면에서 발견되는 CD38 항원과 결합하여 세포의 사멸을 유도하는 단클론항체 치료제입니다. 재발성 또는 불응성 다발골수종 환자에서 치료효과를 입증한 약제로 단독 투여 또는 다른 항골수종 약물과 병용투여합니다.

다라투무맙은 일종의 항체로 단백질이기 때문에, 일부 환자에서 정맥주사 중 주입관련반응이라고 하는 증상이 발현할 수 있기 때문에, 이를 최소화하기 위해서 특히 첫 번째 주입은 약 7시간 정도로 천천히 들어가게 합니다. 주입관련반응이 없었으면 다음 번 주사 때부터는 주입시간이 3~4시간으로 단축됩니다. 주입관련반응으로는 오한, 발열, 메스꺼움, 숨가쁨, 발진, 코막힘, 두통 등의 증상이 있습니다. 주입관련반응을 줄이기 위해 다라투무맙 주입 전후로 항히스타민, 스테로이드, 아세트아미노펜 등의 예방약제를 투입하게 됩니다. 다라투무맙의 일반적인 투약 일정은 첫 8주(1~8주)는 매주 1회 주사하고, 이후 16주간(9~24주까지)은 2주 간격으로, 25주부터 질병 진행 전까지는 4주 간격으로 주사합니다.

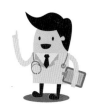

세포독성 항암제(빈크리스틴, 독소루비신, 벤다무스틴)는 어떤 약물입니까?

빈크리스틴, 독소루비신, 벤다무스틴은 항다발골수종 효과가 있으며, 정맥으로 투여하는 세포독성 항암제입니다.

빈크리스틴은 빈카 식물로부터 추출된 알칼로이드로서, 세포가 분열할 때 수축에 관여하는 단백인 튜불린과 결합하여 파괴함으로써 세포분열을 억제하고 세포사멸을 유도합니다. 주된 부작용으로 신경독성이 있는데 손, 발가락의 감각 이상으로 시작하여, 말초운동 및 감각의 변화, 성대마비, 뇌신경 마비, 복시, 경련 등의 증상을 보일 수 있습니다. 자율신경장애로 배변 장애나 장마비 증상을 유발할 수도 있습니다.

독소루비신은 안쓰라사이클린 계열의 항암물질로 DNA의 전사 과정에서 DNA의 풀림 역할을 하는 토포아이소머라제 효소의 기능을 억제하여 작용하게 됩니다. 주된 부작용으로는 골수억제가 있는데, 투여 후 7~10일에 백혈구 및 혈소판이 가장 심하게 감소될 수 있으며 2주가 지나면서 회복이 됩니다. 또한, 치료가 반복될수록 누적용량 및 병용 치료에 따라 심부전, 심근병증과 같은 심장독성이 유발될 수 있습니다. 그 외에도 점막염, 오심, 구토, 탈모 등의 부작용이 있습니다.

벤다무스틴은 새로운 형태의 알킬화제 약물로 알킬화제의 기능과 항대사능력을 모두 갖춘 약제입니다. 기존의 알킬화제의 기능 외에도 세포분열 체크포인트의 억제, DNA 복구와 세포주기의 진행에 관여하여 강력하고 지속적인 DNA 손상을 유발합니다. 다른 알킬화제와 유사하게 오심, 구토, 피로, 식욕저하, 설사, 발열, 변비 등의 부작용을 유발할 수 있으나, 골수억제나 탈모 등의 부작용의 빈도는 기존 알킬화제에 비해 낮은 편입니다.

파미드로네이트, 졸레드론산, 데노수맙은
어떤 약물입니까?

　다발골수종 환자는 뼈의 대사를 조절하는 파골세포와 조골세포의 기능 이상으로 파골세포가 활성화되어 골다공증이나 골용해 병변으로 인한 골절 등의 골격계 합병증으로 고통을 받고 있습니다. 이것을 극복하기 위한 골대사 조절치료제로 비스포스포네이트 제재(파미드로네이트, 졸레드로네이트)는 파골세포의 활동을 억제하여 통증을 경감시키고 골격계 합병증을 예방할 수 있습니다. 또한, 이 약제는 증가된 골흡수로 인해 발생하는 고칼슘혈증의 치료에도 중요한 역할을 합니다. 파미드로네이트와 졸레드로네이트의 골격계 합병증 예방효과는 비슷하나 고칼슘혈증의 치료 효과는 졸레드로네이트가 더 강력한 것으로 평가하고 있습니다. 흔한 부작용으로는 발열, 권태감, 뼈통증, 근육통, 저칼슘혈증, 오심, 구토 등이 있으며 대부분은 경증이거나 일시적입니다. 가장 주의할 부작용으로는 턱뼈 괴사입니다. 이를 예방하기 위해서는 비스포스포네이트 사용 전과 사용 중 주기적인 치과 검진이 필요하며, 치아 발치 등의 침습적인 치아 치료를 시행하려면 미리 약제 사용을 중단하여야 합니다. 또한 비스포스포네이트는 신장을 통해 배설되기 때문에, 신부전 환자에서 신장기능을 악화시킬 수 있으므로 사용 중 신기능에 대한 관리가 필요합니다.

한편, 데노수맙은 새로운 골다공증 치료제로 각광받고 있는 약제로 다발골수종 환자의 골격계 합병증을 예방하는 효과도 입증되었습니다. 데노수맙은 졸레드로네이트와의 직접 비교 연구에서 골격계 합병증의 발생 빈도와 발생시간에서 비슷하거나 일부 우월한 결과를 보여주었습니다. 신기능 손상의 빈도는 졸레드론산에 비해 낮았으나, 턱뼈 괴사의 빈도는 비슷하게 나타났습니다. 따라서, 데노수맙은 신기능 저하가 있는 다발골수종 환자에서 골격계 합병증 예방을 위해 비스포스포네이트의 좋은 대안이 될 수 있습니다.

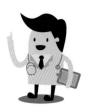

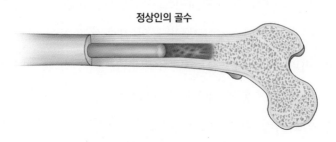

정상인의 골수

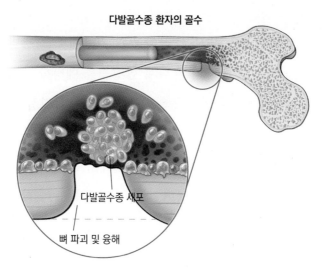

다발골수종 환자의 골수

다발골수종 세포

뼈 파괴 및 융해

[정상인과 다발골수종 환자의 골수]

적혈구생성촉진제는
무엇이고 언제 투여하나요?

신장이 손상을 받아 적혈구생성인자의 생성이 감소하거나 골수질환으로 인하여 골수에서 적혈구 생성이 감소하게 되면 빈혈이 발생하게 됩니다. 적혈구생성촉진제는 적혈구생성인자의 재조합 합성 호르몬 성분 주사약으로 이러한 빈혈치료에 사용할 수 있습니다.

다발골수종 환자에게는 정상세포 위축 및 골수기능 감소, 신기능 장애로 인한 적혈구생성인자 감소, 항암치료에 의한 골수 손상 등 다양한 이유로 빈혈이 자주 생기므로, 빈혈치료를 위해 적혈구생성촉진제를 사용할 수도 있습니다. 다발골수종으로 진단 받은 후 항암치료를 받는 동안 빈혈이 확인된 경우 보통 혈색소 수치가 10 g/dL 이하로 감소하면 적혈구생성촉진제 치료를 시작하게 됩니다.

47

호중구집락생성촉진인자는 무엇이고, 언제 투여하나요?

우리 몸의 면역체계를 담당하고 있는 백혈구 중에서 호중구는 박테리아 및 진균 감염에 대한 방어기능 및 초기 염증반응을 수행하는 중요한 역할을 합니다. 호중구집락생성촉진인자는 호중구 생성 및 활성화를 촉진하는 재조합 단백질 주사약으로 다발골수종 환자들에서 항암치료 후 발생하는 호중구감소증의 개선이나 자가조혈모세포이식을 위한 조혈모세포 채집을 위해 사용합니다.

항암치료를 받는 다발골수종 환자에서 항암제는 암세포뿐 아니라 골수에서 정상 혈액을 만들어내는 조혈기능도 함께 억제하여 백혈구의 일종인 호중구도 감소시킵니다. 이때 감염의 위험성이 일시적으로 높아지게 됩니다. 대부분 항암제 투약 7~14일 사이 호중구감소증이 생기는데, 호중구가 1,000개(1,000/uL) 미만이 되면 감염 위험이 증가하므로, 예방적인 목적으로 호중구집락생성촉진인자 투여를 고려할 수 있습니다. 반면 자가조혈모세포이식을 위해 조혈모세포를 채집할 때는 자가조혈모세포가 골수에서 말초혈액으로 빠져나올 수 있게 하기 위한 목적으로 투약합니다. 대부분의 경우 의미 있는 부작용이 발생하지 않으나 20~30%의 환자에서 뼈와 근육 통증이 동반될 수 있습니다. 이 경우 대부분 일시적이며, 적절한 진통제 사용으로 증상조절이 가능합니다.

아스피린이나 항응고제는
언제 투여하나요?

    다발골수종의 치료에 사용하는 항암제 중, 면역조절제에 속하는 탈리도마이드, 레날리도마이드, 포말리도마이드는 정맥 또는 동맥 혈전증이 발생할 수 있습니다. 혈전증은 정상적인 혈액 순환을 저해하여 조직의 허혈 손상을 일으키는 질환으로, 정맥에 생기는 대표적인 혈전증으로는 심부정맥혈전증과 폐색전증이 있으며, 동맥에 생기는 혈전증으로는 뇌졸중, 협심증, 심근경색이 있습니다. 다발골수종에 대한 항암제 중 탈리도마이드, 레날리도마이드, 포말리도마이드를 복용하게 되는 경우에, 혈전증의 예방을 위해 항응고제나 아스피린을 함께 복용하도록 권고하고 있습니다. 만약 다발골수종 치료 중 혈전증이 발생했다면 항응고제를 지속적으로 투여받게 됩니다.

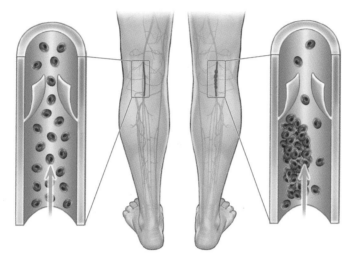

정상 하지 심부정맥

심부정맥혈전증

[심부정맥혈전증]

49

아시클로비어 같은 항바이러스약은
왜 처방해 주시나요?

헤르페스바이러스 감염은 수두바이러스, 단순포진바이러스 등에 의해 발생하며, 면역저하와 함께 이러한 바이러스가 재활성화되면서 나타나게 됩니다. 따라서, 이러한 헤르페스 감염은 수두, 대상포진, 단순 포진 등을 일으킬 수 있으므로 필요에 따라 예방적으로 아시클로비어 같은 항바이러스제를 함께 복용하도록 권장하고 있습니다. 특히, 대상포진 또는 단순포진으로 치료받았던 경험이 있을 경우는 어떤 항암제 투여 여부와 상관없이 예방적인 아시클로비어를 복용하는 것이 좋습니다. 더불어, 보르테조밉을 투약 중인 경우, 조혈모세포이식을 받은 경우, 또는 다라투무맙을 투여받는 경우에 헤르페스 감염의 위험이 높아지는 것으로 알려져 있어 아시클로비어의 예방적 복용을 고려할 수 있습니다. 아시클로비어의 복용으로 인한 합병증은 구역, 피로감, 간효소 수치의 상승, 신장기능의 저하 등이 있으나 대부분 경미하거나 일시적입니다.

조혈모세포는 무엇인가요?
자가조혈모세포이식은 어떤 치료인가요?

자가조혈모세포이식은 환자 본인의 조혈모세포를 이식하는 것으로, 모든 혈액세포를 만들어 낼 수 있는 기능을 가진 혈액세포들의 조상에 해당하는 세포인 조혈모세포를 환자 본인으로부터 채취하고 냉동 저장하였다가 나중에 해동하여 다시 주입하는 과정입니다. 일반적으로 암 세포를 최대한 죽이기 위하여 많은 용량의 항암제를 투여한 다음 발생하는 조혈모세포 손상을 대체하거나 골수기능의 저하를 회복시키기 위하여 사용합니다.

자가조혈모세포이식 과정은 환자의 조혈모세포가 골수로부터 말초혈액으로 쉽게 방출될 수 있도록 호중구집락촉진인자를 단독 혹은 항암제와 함께 투여합니다. 며칠 후 말초혈액에 조혈모세포 수가 증가하면 조혈모세포를 채집한 다음 냉동시킵니다. 이후 이식을 위한 전처치 요법의 고용량의 항암제를 투여한 다음 이미 채집하여 냉동해 놓은 환자 자신의 조혈모세포를 해동하여 환자에게 재주입합니다.

조혈모세포이식과 관련된 독성 및 치명적일 수도 있는 합병증의 위험 때문에 모든 악성 혈액질환 환자가 자가조혈모세포이식 대상자가 되는 것은 아닙니다. 우리나라에서는 주로 65 세 미만의 환자에게 시행되었으나 2019년 9월부터 그 상한 연령을 70 세로 조정하였습니다.

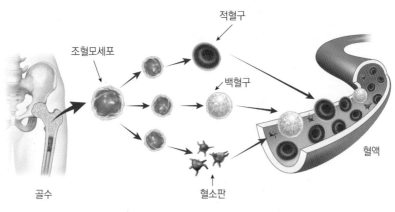

적혈구

조혈모세포

백혈구

혈액

골수

혈소판

[혈액세포의 생성과정]

51

골수이식과 조혈모세포이식은
어떻게 다른 것인가요?

혈액에는 세 종류의 혈구세포 즉 백혈구, 적혈구, 혈소판이 존재합니다. 그 세포들은 뼛속 골수에서 만들어지므로 다양한 단계의 세포들이 골수에 존재하게 됩니다. 이러한 다양한 세포 가운데에 자가이식 혹은 동종이식에 있어서 가장 중요한 세포는 조혈모세포입니다. 이름이 의미하듯이 조혈모세포는 혈구세포의 조상세포입니다. 과거에는 직접 환자나 공여자의 골수에서 조혈모세포를 채취해서 환자에게 이식하였으므로 "골수이식"이라는 용어를 썼지만, 요즘은 호중구집락촉진인자를 환자 또는 공여자에게 주사하여 골수에서 말초혈액으로 흘러나온 "조혈모세포"를 채집하여 사용하기 때문에 "골수이식"이라는 용어보다는 "조혈모세포이식"이라는 용어를 사용하고 있습니다. 그리고 공여자의 조혈모세포를 동종조혈모세포, 환자 자신의 조혈모세포를 자가조혈모세포라고 부릅니다. 그러나, 편의상 골수이식과 조혈모세포이식의 두 용어를 혼용하여 사용하고 있습니다.

자가조혈모세포는 어떻게 모으나요?

정상적으로 대부분의 조혈모세포는 골수 내에 존재하며 말초혈액에서 순환하지 않습니다. 일반적으로 이식을 위한 자가조혈모세포 채집은 조혈모세포를 골수 내에서 말초혈액으로 이동시키는 소위 가동화 과정을 거친 후 말초혈액에서 성분채집술을 통해 이루어집니다.

가동화란 호중구집락생성촉진인자 등을 이용하여 골수 안에 있던 조혈모세포를 말초혈액으로 이동시키는 과정을 말합니다. 일반적으로 호중구집락생성촉진인자 단독, 혹은 항암제(사이클로포스파마이드, 에토포시드 등)와 호중구집락생성촉진인자를 병용하는 방법이 사용되며, 이때 효과적인 가동화가 이루어지지 않으면 플레릭사퍼 등 가동화 촉진제를 추가적으로 투여해 볼 수 있습니다.

충분한 가동화 후에는 성분채집술을 진행하게 되는데, 환자의 혈액을 중심정맥관을 통해 체외로 흘러나오게 하여 성분채집기를 통과시키면서 원심분리를 통해 조혈모세포를 분리하고 수집한 후, 기타 성분은 환자의 혈액으로 다시 돌려주게 됩니다. 한 번 시술하는 데 3~4시간 정도 소요되는데, 시술 중 원활한 혈액의 흐름을 유지하기 위해서 보통 중심정맥관이 필요합니다.

한 번의 자가조혈모세포이식을 성공적으로 시행하기 위해 필요한 최소한의 조혈모세포 양은 체중 1 kg 당 CD34 양성 조혈모세포 2~3 × 10^6 개 정도이며 보통 5 × 10^6 개를 목표로 채집하게 됩니다. 말초혈액에 조혈모세포는 한 번 가동화된 후에는 시일이 지나면서 효과가 감소하게 되므로 최적의 기간에 매일 성분채집술을 반복해야 하는데, 하루에 채집되는 양은 개인차가 있으며 질환 상태나 이전 치료 이력에 따라서도 달라질 수 있습니다. 충분한 양의 조혈모세포 채집을 위한 성분채집술기간은 하루에서 수 일까지 소요될 수 있습니다.

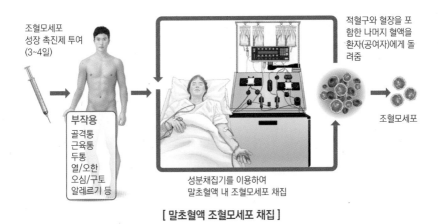

조혈모세포
성장 촉진제 투여
(3~4일)

부작용
골격통
근육통
두통
열/오한
오심/구토
알레르기 등

성분채집기를 이용하여
말초혈액 내 조혈모세포 채집

적혈구와 혈장을 포함한 나머지 혈액을 환자(공여자)에게 돌려줌

조혈모세포

[말초혈액 조혈모세포 채집]

127

53

자가조혈모세포이식 과정을 설명해주세요.

자가조혈모세포이식 과정은 크게 3단계로, 전처치 항암치료 과정과 조혈모세포 주입, 이후의 회복기로 구성됩니다.

1) 전처치 항암치료

고용량의 항암제를 투여하여 골수 내 암세포를 최대한 제거하는 과정이며, 이때 멜팔란, 부설판, 티오테파 등 알킬화제가 흔히 사용되며 이 과정은 약 2~7일 소요됩니다.

2) 자가조혈모세포 주입

전처치 항암제 투여가 완료되면 1~2일간의 휴식기를 가진 후 계획된 이식일에 맞춰 냉동 보관했던 자가조혈모세포를 해동하여 중심정맥관을 통해 환자의 혈관 내로 주입합니다. 한 번 얼렸다가 녹인 조혈모세포는 상온에 오래 보관할 수 없기 때문에, 녹인 후 즉시 투여합니다.

3) 회복기

자가조혈모세포 주입 전후 시기부터 점차 항암제로 인한 부작용이 발생하게 되며, 고강도의 항암치료에 따른 합병증이 일반적인 항암치료보다 더 흔하고 심할 수 있습니다. 거의 모든 환자에서 심한 범혈구감소증이 동반되며 이때 발열, 감염, 장기 기능 손상 등의 위험이 크므로, 주입된 조혈모세포가 새로운 혈액세포를 만들어 내어 골수 기능이 회복될 때까지 적극적인 감시와 치료가 필요합니다. 조혈모세포 주입 후 약 2주가 지나면 골수 기능이 점차 회복하게 됩니다. 이후 골수기능이 회복되고 환자의 전신 상태가 회복되면 퇴원이 가능합니다. 다만, 퇴원 후에도 자주 외래진료가 필요할 수 있으며 이에 대하여 담당 의사와의 긴밀한 상의가 필요합니다.

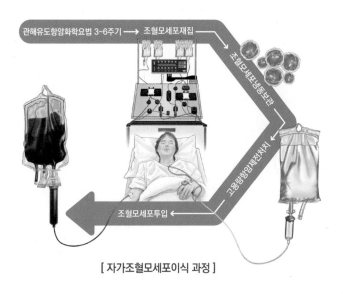

[자가조혈모세포이식 과정]

54

자가조혈모세포이식을 할 때
어떤 부작용이 생길 수 있나요?

이식 과정 중에 환자들은 많은 부작용을 경험하게 됩니다. 대표적으로 전처치 요법으로 사용하는 항암제로 인한 부작용을 먼저 설명드릴 수 있습니다. 울렁거림, 구토, 입안이나 항문 통증, 설사, 탈모 등의 증상이 사람마다 경하게 혹은 중증으로 정도를 달리하여 발생할 수 있습니다. 그리고, 자가조혈모세포를 주입하는 과정 중 느끼는 불편감도 있습니다. 자가조혈모세포의 냉동에 쓰이는 세포보호제인 DMSO는 황화합물로 계란 썩은 냄새가 주입 시 날 수 있습니다. 혈액으로 들어가 호흡을 통해 배설되므로 주입 1~2일까지 환자가 숨을 쉬면 냄새가 날 수 있습니다. 아울러 조혈모세포가 주입되는 동안 혈압이 낮아지거나 가슴 두근거림, 호흡 곤란 등의 증상들이 나타나기도 합니다. 그리고 많은 양이 주입될 경우 신부전이나 근육통, 복통 등이 관찰되기도 합니다. 그리고, 간정맥폐쇄증, 출혈 등 흔하지는 않지만 심각한 부작용이 동반되는 경우도 있습니다. 아주 드물게 5% 미만에서 생착 실패를 경험하는 경우가 있으며 이로 인해 치명적인 경우가 있습니다. 대부분의 이식을 받는 환자는 감염 예방을 위해 항생제, 항진균제 및 항바이러스제를 투약하나 이식 중에 폐렴이나 패혈증 등 감염이 발생할 위험이 높아지게 됩니다. 백혈구 수치가 회복되면 감염의 위험이 낮아지므로 퇴원을 준비하고 외래로 방문할 계획을 세우게 됩니다. 그러나, 감염은 퇴원 이후에도 간혹 발생할 수 있으므로 발열 등 감염을 의심할 수 있는 증상이 발생하는 경우 담당의사와 상의해야 합니다.

다발골수종에서 자가조혈모세포이식은
반드시 해야 하나요?

다발골수종의 진단 후 1차 항암치료 방법을 결정할 때 자가조혈모세포이식이 가능한지의 여부를 먼저 고려해야 합니다. 이식대상군과 비이식군으로 구분하여 첫 치료를 결정하는데 가장 중요한 요소는 환자의 연령입니다. 최근 효능이 뛰어난 신약들이 도입되면서 조혈모세포이식에 버금가는 치료의 반응률이 나타나고 있습니다. 따라서 몇몇 임상연구들을 통해서 신약을 지속적으로 투여하는 방법이 자가조혈모세포이식을 대체할 수 있을지의 가능성을 검증하고 있으나, 아직까지는 자가조혈모세포이식을 하는 경우 무진행생존기간 측면에서 더 우월한 성적을 보입니다. 신약만으로 치료하는 경우 장기간 투여가 필요하여 항암제 부작용이 누적되어 환자들의 삶의 질이 떨어지는 반면 자가조혈모세포이식을 받은 후에는 일단 치료가 종결되어 정상 생활로 돌아와 삶의 질이 향상되는 측면도 관찰되었습니다. 현재까지는 진단 시 70세 미만인 경우 고용량의 항암요법을 감당할 수 없는 특별한 이유가 동반되지 않는 한 자가조혈모세포이식을 시행함을 원칙으로 합니다(국내 요양급여기준이 2019년 9월 이전에는 65세 미만, 이후부터 70세 미만으로 변경되었습니다).

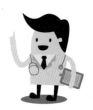

자가조혈모세포이식만 하고 나면
더 이상 치료는 안 해도 되나요?

자가조혈모세포이식이 성공적으로 시행되었다면 우선은 한 고비를 넘겼다고 볼 수 있습니다. 그러나, 완전관해를 획득한 경우에도 검사에서 발견되지 않을 정도로 소량의 다발골수종 세포가 남아 있을 가능성이 상당히 많습니다. 따라서 자가조혈모세포이식 후 유도치료와 유사하게 공고항암요법을 시행하거나 저용량의 치료제를 장기간 투여하는 유지요법을 시행할 수 있습니다. 또한 자가조혈모세포이식을 한 번 더 시행하여 총 2회의 자가조혈모세포이식을 받을 수도 있습니다. 대부분 진단 시 판정한 환자의 예후인자나 1차 자가조혈모세포이식 후 반응 정도에 따라 추가 치료방법이 결정됩니다.

그러나 안타깝게도 일부 환자에서는 이식 및 공고/유지치료 중 또는 직후에 좋은 반응을 얻지 못하거나 조기에 악화되기도 합니다. 이런 경우에는 새로운 치료를 시작해야 할 수 있습니다.

57

정해진 기간의 일차치료를 마쳤지만 아직 완전관해에 도달하지 않았습니다. 저는 쉬지 않고 계속 치료해야만 하나요?

일차치료 후 M단백이 남아있어 완전관해에 도달하지 못해도 상당기간 동안 다발골수종의 악화 없이 유지되는 경우가 있기 때문에, M단백이 남아있는 모든 환자에서 반드시 연속해서 지속적으로 치료를 받아야 하는 것은 아닙니다. 계획된 일차치료 종료 후에 M단백이 지속적으로 증가하지 않으면서, 질환과 관련된 증상도 동반되지 않는다면 담당의사와 상의하여 약물치료를 지속하지 않으면서 경과를 지켜볼 수도 있습니다.

다발골수종 치료 후 5년째 완전관해 상태인 저는 완치되었다고 생각할 수 있나요?

일반적인 완치의 의미는 질병의 치료 후 잔존 질환이 없어 더 이상의 추가적인 치료가 필요 없는 건강한 상태로 정의할 수 있습니다. 과거보다 다발골수종의 치료 성적이 향상되었고 10년 이상 장기간 생존하는 환자들이 일부 계시지만, 현재 시행되고 있는 다발골수종 치료법은 인체 내에서 완벽하게 다발골수종 세포를 사멸하여 완치의 상태로 유도할 수 있는 치료법이라고는 아직까지 말하기 어렵습니다. 치료 후 가장 좋은 반응인 완전관해를 획득하더라도 검사에서 발견되지 않는 미량의 다발골수종 세포가 남아 있을 가능성이 높습니다. 즉, 완전관해가 완치를 의미하는 것은 아닙니다. 따라서 다시 악화될 가능성이 있기 때문에 완전관해 상태이더라도 주기적으로 재발 여부를 확인하는 것이 필요합니다.

이번 검사에서 재발했다는 말을 들었습니다.
바로 치료를 시작해야 하나요?

재발은 크게 두 가지로 나누어집니다. 생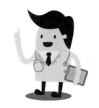
화학적 재발과 임상적 재발이 그것입니다.

생화학적 재발은 M단백이 혈액 혹은 소변
검사에서 완전히 없어졌다가 다시 나타나거
나 혹은 최저점에 이르렀다가 25% 이상 증가
하였지만 증상은 아직 없는 상황입니다. 이때는 그 정도 및 M단
백의 증가 속도에 따라 추적관찰을 할 수도 있고 다시 치료를 시
작할 수도 있습니다.

임상적 재발은 M단백이 25% 이상 상승하거나 형질세포종이
새로 생기는 것에 동반하여 빈혈 혹은 뼈의 통증 등 다발골수종
관련 증상이 다시 나타나는 경우로서 적극적인 2차 치료가 필요
합니다. 생화학적 재발이 선행되는 경우 임상적 재발과의 간격
은 경우에 따라 다르지만 보통 수개월에서 1년 정도입니다.

일차치료 후 재발하였다는 말을 들었습니다. 어떤 치료를 받게 되나요?

거의 대부분의 환자가 일차치료 후 어느 시점에서는 재발을 경험하게 됩니다.

이런 경우 치료법을 결정하기 위해 여러 가지 요소를 고려하게 됩니다. 가장 중요한 것은 일차치료에서 사용한 약제의 종류와 반응 정도, 반응 기간, 부작용입니다. 물론 재발의 속도와 질병 상태, 환자의 나이, 동반 질환, 전신 상태도 중요한 고려사항입니다. 만약 일차치료 후 수 년이 경과한 후에 재발하였다면 일차치료 때 사용했던 약제를 다시 사용하여도 효과가 있을 가능성이 있기 때문에 일차치료 때 사용한 약물을 이용한 재치료도 고려할 수 있습니다.

그러나 대부분의 경우에는 일차치료 때와는 다른 약제를 선택하게 됩니다. 위에 언급한 고려사항에 따라 약물 및 병용 약물의 수가 달라질 수 있습니다. 또한 이전에 자가조혈모세포이

식의 대상이 되는데 시행받지 않았거나 1차 자가조혈모세포이식
후 반응유지 기간이 1년 6개월 또는 2년 이상일 경우 2차 자가조
혈모세포이식을 고려할 수도 있습니다. 또는 신약임상시험 참여
를 권유 받으실 수도 있습니다. 최근 좋은 효과가 기대되는 신약
이 다수 개발되고 있어서 임상시험에 참여함으로써 이러한 신약
을 투약 받을 수 있는 기회를 가질 수도 있습니다. 그러나, 환자
마다 처한 임상상황이 다르기 때문에 재발 시 치료 시작 시점과
구체적인 치료법은 담당의사와의 상의가 반드시 필요합니다.

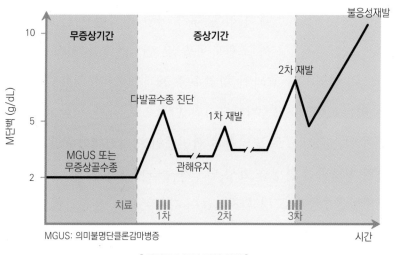

[다발골수종의 진행 양상]

61

다발골수종도 백혈병처럼 동종조혈모세포를 이식할 수도 있나요?

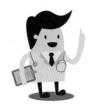 동종조혈모세포이식은 건강한 공여자의 조혈모세포를 이식 받아 환자의 질환을 치료 하는 방법입니다. 자가조혈모세포와 비교할 때 장점은 내가 아닌 건강한 다른 사람에게 서 조혈모세포 및 면역세포를 이식 받는 것 이므로 면역치료 효과인 항골수종 효과를 얻어 치료율을 높일 수 있는 장점이 있습니다. 다만 단점으로 다른 사람의 세포를 투여 받는 것이므로 면역학적 합병증인 이식편대숙주병, 감염증 등의 치료관련 합병증 발생 빈도가 높습니다.

다발골수종은 고령 환자분들이 대부분으로 동종조혈모세포이 식의 부작용을 고려할 때 시행 받을 수 있는 대상 환자가 적습니 다. 형제간에 조직적합성항원이 일치하는 공여자가 있다면 가장 좋지만, 조직적합성항원이 일치하는 형제자매가 없는 경우에 조

직적합성항원이 일치하는 타인이나 가족 내 조직적합성항원이 절반만 맞는 공여자를 선택하여 이식을 시행할 수 있습니다. 전통적인 고강도 동종조혈모세포이식은 치료 관련 사망률이 높아 전처치 강도를 낮춘 저강도 동종조혈모세포이식이 주로 시행되고 있습니다. 자가조혈모세포이식보다 치료관련 위험성이 높은 치료이지만 성공적으로 수행된 경우 장기간 생존을 기대할 수 있는 치료이므로 치료의 득실을 따져 신중하게 결정해야 합니다. 현재는 동종조혈모세포이식이 모든 환자에게 표준치료로 추천되지는 않고 있으며, 비교적 젊은 환자에서 고위험군인 경우에 선택적으로 시행되거나 임상연구로 시행해 볼 수 있는 치료입니다.

62

동종조혈모세포이식은 어떻게 하나요?

환자에서 이식 전 검사를 통하여 심장, 폐 등 주요 장기에 이식을 받지 못할 만한 중대한 이상은 없는지, 그리고 공여자가 에이즈, 간염, 매독 등 중요 감염원을 보균하고 있지 않은지 검사를 시행하고 이식 예정일을 결정합니다. 가능하면 환자의 잔존 다발골수종 세포가 최소인 상태에서 이식하는 것이 바람직합니다.

이식 예정일이 결정되면 이식 수일 전부터 환자에게 항암제를 사용하여 이식 전처치를 시작합니다. 남아 있는 암세포를 가능한 없애고, 면역기능을 억제하여 거부 반응을 예방하기 위한 과정입니다. 모든 혈액세포를 소멸시키는 강력한 고용량 전처치 요법은 부작용이 커서 최근에는 추천되지 않고, 면역억제를 위주로 하는 저용량 전처치 요법이 주로 사용됩니다. 전처치가 끝나면 공여자의 말초혈액이나 골수에서 조혈모세포를 채취하여 환자에게 정맥주입(이식)합니다.

조혈모세포 주입 이후에는 이식편대숙주병을 예방하기 위한 면역억제제와 면역체계가 회복될 때까지 필요에 따라 항생제, 항진균제와 항바이러스제를 투여합니다. 특별한 문제가 없으면 이식 후 2주 정도에 백혈구 수치와 혈소판 수치가 회복되고, 이식 후 3~4주 정도 후에는 퇴원이 가능하게 됩니다.

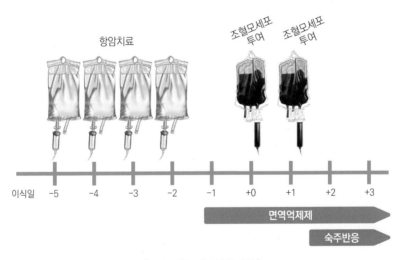

[동종조혈모세포이식 과정]

63

동종조혈모세포이식은
어떤 부작용이 있나요?

동종조혈모세포이식을 시행한 환자들은 면역기능이 저하되어 다양한 세균 및 바이러스, 곰팡이 감염에 취약합니다. 따라서 항균제, 항바이러스제, 항진균제를 예방적으로 사용합니다. 예방조치에도 불구하고 이식 과정 중 폐렴이나 패혈증 등 감염증이 발생하는 경우가 있습니다. 아울러 이식받은 세포가 암세포뿐 아니라 정상세포를 공격하여 장기 손상을 초래할 수 있는데 이를 이식편대숙주병(GVHD)이라고 합니다. 이는 동종조혈모세포이식 후 발생하는 가장 중요한 합병증으로 주된 증상은 피부발진, 설사, 간기능 장애 등입니다. 이를 예방하기 위하여 일정 기간 면역억제요법이 필요합니다. 이외에도 후기 합병증으로 구강점막 장애, 피부 및 연부조직 병변, 안구 건조증, 위장관 장애, 간기능 장애, 폐쇄성 호흡기 질환, 감각 및 운동 신경염, 근염, 심부전, 감염증 등이 발생할 수 있습니다. 또한 동종조혈모세포이식의 전처치 및 면역억제 요법으로 인한 부작용으로 이차암이 일부 환자에서 발생할 수 있습니다. 이러한 동종조혈모세포이식 관련 부작용으로 사망하거나 전신상태가 매우 불량해질 수 있으므로 동종조혈모세포이식의 진행 여부는 의료진과 깊이 상의한 후 결정되어야 합니다.

새로 개발되고 있는 항암제에는 어떤 것들이 있나요?

    현재 다발골수종에 효과가 있는 여러 종류의 새로운 항암제들이 개발되고 있습니다.

    CD38 종양항원 표적 단클론항체인 다라투무맙(daratumumab)과 같은 계열의 이사툭시맙(isatuximab)이 개발되어 임상시험을 진행 중입니다. 새로운 프로테아좀 억제제인 마리조밉(marizomib), 오프로조밉(oprozomib) 등도 임상 시험 중입니다. 특히 마리조밉은 중추신경계를 침범한 다발골수종에 효과가 우수하여 기대가 되고 있습니다. 파노비노스태트(panobinostat)는 히스톤 디아세틸라제 억제제로서 세포 기능을 회복시키는데 도움이 주어 재발성, 불응성 다발골수종 환자에게 효과가 있는 것이 입증되어 이미 미국 FDA에 승인을 받았습니다만, 심각한 설사와 심장 부작용이 보고되어 주의가 필요합니다. 셀리넥소(selinexor)는 핵 수송 단백질 XPO1과 결합해 그것의 작용을 억제하여 세포 핵 내부에 종양억제 단백질의 축적을 유도하게 되어 작용을 나타내는데, 최근 5가지 선행항암치료에 반응하지 않는 다발골수종 환자에게 효과가 있음이 발표되어 차세대에 유력한 약물로 기대가 되고 있습니다. 한편 베네토클락스(venetoclax)는 BCL-2 억제제로 잘 알려진 세포자멸을 유발하는 약물로 다발골수종 치료에 도움을 줄 것으로 기대하고 있습니다. 새로운 알킬화제제인 멜플루펜(melflufen)은 최근 재발, 또는 불응성 다발골수종 환자를 대상으로 한 임상시험에서 좋은 효과를 보고하여 기대가 되고 있습니다.

아직 초기 임상시험 단계에 있는 약물 중에는 디나시클립(dinaciclib), 필라네십(filanesib)과 같은 약물이 있는데, 디나시클립은 세포 주기에서 사이클린의존키나제를 억제하는 약물로 다발골수종 환자에게 효과를 나타내고 있으며, 필라네십은 세포분열을 억제하는 약물로 다발골수종 환자를 대상으로 한 임상시험에서 기대할만한 효과를 보여주고 있습니다.

또한 다발골수종 표면에 주로 발현하는 BCMA 라는 단백질을 표적으로 하는 항체약물결합체, 이중항체, CAR-T 세포치료 등이 초기 임상연구에서 매우 고무적인 결과를 보여주고 있고 백신도 임상연구를 시작한 상황입니다.

65

새로운 면역치료 및 면역세포치료들이 개발되었다는데 그게 뭔가요?

면역치료의 종류에는 다발골수종 세포에서 특이하게 발현하는 종양항원을 목표로 하는 약제인 단클론성 항체와 면역세포치료제가 있습니다. 단클론성 항체는 최근 임상에 도입된 치료제로 다라투무맙, 이사툭시맙, 엘로투주맙 등이 있는데, 단독요법 또는 보르테조밉이나 레날리도마이드/포말리도마이드 등과 병합요법을 통하여 매우 우수한 치료효과를 보이고 있어서, 향후에는 초기 치료부터 후반부 재발/불응 다발골수종 치료까지 다양하게 사용될 것으로 기대됩니다. 면역세포치료제에는 자연살해세포, 수지상세포 등이 있지만, 모두 임상연구 단계에 있으며, 직접 세포를 제조하여야 하는 번거로움이 있는 치료법입니다. 자연살해세포나 수지상세포 치료법은 부작용 측면에서 비교적 안전하지만 CAR-T 세포 치료제에 비하여 상대적으로 치료반응이 약한 것으로 알려져 있습니다. CAR-T 세포 치료제는 환자의 T세포를 체외로 수집하여 외부 조작을 통하여 항종양 능력을 강화시켜 다시 환자의 몸에 넣어주는 치료법입니다. CAR-T 세포 치료제는 진행성 다발골수종에서 매우 뛰어난 치료효과를 보이지만 아직은 부작용이 우려되는 치료법이고 치료 효과에 대한 검증도 필요합니다. 이러한 면역치료법은 향후 매우 유망한 치료법 중의 하나로 대두되고 있고, 국내에서도 가까운 시일 이내에 면역세포치료제가 도입될 전망입니다.

66

방사선치료란 무엇이며, 언제 하나요?

방사선치료는 높은 에너지의 방사선을 이용하여 암세포를 제거하는 방법으로, 수술, 약물치료와 더불어 국소적으로 암을 치료하는 주요 방법 중 하나입니다.

다발골수종에 의한 뼈의 손상이 약물 치료에 듣지 않거나, 통증이 있거나 골절의 위험이 있는 경우 방사선치료를 고려하게 됩니다. 특히, 척추 뼈의 손상이 있어 골절이 생기면 척수와 척수 신경을 눌러 갑작스러운 감각 이상, 다리 운동의 장애, 배뇨 및 배변 장애가 발생할 수 있습니다. 이런 경우는 응급으로 방사선 치료가 필요합니다. 고립성형질세포종은 약물치료 없이 방사선 치료 단독으로 치료합니다.

방사선치료는 일반적으로 1일 1회(약 10~30여분 소요), 주 5회 시행하며, 치료 기간은 수일에서 수주 정도입니다. 시간이 더 걸린다는 점 이외에는 X선 촬영과 비슷합니다.

방사선치료의 부작용으로 치료부위의 피부 변화, 피로, 구역, 설사, 백혈구 감소 등이 있으며, 대부분의 부작용은 치료가 끝나면 회복됩니다.

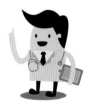

67

다발골수종은 수술로 치료할 수는 없나요?

다발골수종에서 수술적 치료는 질환의 근본적인 치료보다는 통증을 경감시키고 삶의 질을 향상시키는 것에 초점을 맞추고 있습니다. 수술적 치료의 목표는 병적 골절을 치료하고, 척수 혹은 척수신경근 압박을 경감시키고 움직임을 증가시켜 뼈의 연속성과 척추의 안정성을 재확립하는 것입니다.

다음의 경우 수술적 치료를 고려해 볼 수 있습니다. 즉 척추에 불안정성이 있을 때, 다발골수종에 의한 잠재적인 혹은 실제 병적 골절이 있을 때, 다발골수종에 의한 척수나 척수신경근 압박으로 진행하는 신경학적 기능 장애가 있을 때, 다발골수종 골병변에 의한 통증이 진통제 혹은 방사선치료로 조절하기 어려울 때, 추가적인 치료를 위한 근거를 얻기 위해 수술적인 방법에 의한 조직검사가 필요할 때 등입니다.

68

경피적척추성형술과 경피적풍선척추성형술은 다발골수종 환자에서 어떤 때 도움이 되나요?

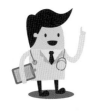

경피적척추성형술과 경피적풍선척추성형술은 최소 침습적인 수술 방법으로서 다발골수종 병변에 의해 파괴된 척추의 재건에 사용되는 수술 방법입니다. 경피적척추성형술은 척추가 더 이상 주저 앉지 않도록 일종의 시멘트를 넣어서 안정시키는 것이고 경피적풍선척추성형술은 이미 주저앉은 척추를 풍선을 넣어서 주저앉은 척추뼈를 바로 세우고 풍선이 빠져나간 빈 공간에 뼈시멘트를 넣어서 안정화시키는 수술 방법으로서 두 시술 방법 모두 신속하게 통증을 경감시키고 골절된 척추를 안정화시킬 수 있습니다. 그러나 척추 손상에 의한 척수증후군이 있는 환자에게는 사용할 수는 없습니다.

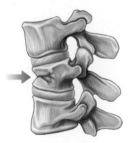
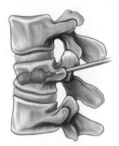
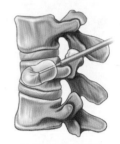

척추 압박골절   경피적척추성형술   경피적풍선척추성형술

[척추성형술]

69

어떤 음식이 좋을까요?
멸균식도 필요할까요?

다발골수종 환자에게 특별히 더 좋은 음식이 있거나 피해야 할 음식이 있는 것은 아닙니다. 암 환자는 질병이 악화되거나, 항암치료 중 입맛 저하와 구역, 구토 등으로 음식 섭취가 부족해질 수 있습니다. 따라서 어떤 음식을 피하거나 좋은 음식만을 찾아 먹는 것이 아니고, 평소와 다름없이 과일, 채소, 단백질, 탄수화물, 지방 등을 모두 포함하는 다양한 음식물로 적절한 영양 공급을 하는 것이 중요합니다. 특히, 암환자에게 고기는 피해야 할 음식으로 인식하는 경우가 있지만, 이는 잘못된 상식으로 고기는 단백질과 지방질의 공급원으로 균형 잡힌 식단 및 영양 공급원으로서 피해야 할 이유가 전혀 없습니다. 고기의 종류 또한 무관하며 환자 본인이 즐겨 드시던 음식 그대로를 드시면 됩니다. 추가로 항암치료 중에 몸을 보하기 위한 건강식품이나 보약을 먹어도 되는지에 대한 질문이 많습니다. 이들 중 상당 수가 성분이 불확실하거나 효과가 검증되지 않았으므로 일반적으로 권고되지는 않습니다. 자칫 부작용이 심해지거나 약의 효능이 감소할 수 있기 때문입니다.

항암치료 중 심각한 호중구감소증이 발생하는 경우 음식물을 통해서 세균 감염 등이 일어날 수 있기 때문에 이를 방지하고자 멸균식으로 식단을 준비하곤 합니다. 그러나 현재까지의 연구 결과는 멸균식이 일반식보다 감염의 위험성을 줄여준다는 근거가 부족한 실정입니다. 오히려 멸균식만을 고집하는 경우 과일, 채소, 유제품 등을 피하게 되어 영양 결핍이 발생될 가능성이 있으므로 모든 다발골수종 환자에서 멸균식을 꼭 시행해야 하는 것은 아닙니다. 환자에 따라 조혈모세포이식 여부나 항암치료의 종류에 따라 멸균식의 방법이나 시기가 달라질 수 있습니다. 결론적으로, 모든 환자에서 멸균식이 필요한 것은 아니며, 이 부분에 대해서는 담당 의사와 상의하신 후 결정하시면 되겠습니다.

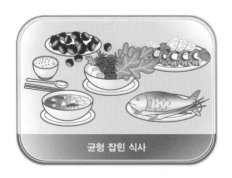

균형 잡힌 식사

비타민이나 건강보조식품, 민간요법은 시행해도 될까요?

일반적으로는 하루에 필요섭취량에 해당하는 용량의 비타민 섭취는 문제가 없습니다.

그러나 다발골수종을 치료할 때 사용하는 약제들은 다른 약제 또는 음식과 상호작용을 일으키는 경우도 있습니다. 따라서 한 종류의 식재료만 사용하는 것은 바람직하지 않습니다.

예를 들면, 보르테조밉은 주로 채소나 녹차에 많이 들어있는 플라보노이드나 과량의 비타민 C와 함께 투여하면 효과가 감소됩니다. 또한 혈전을 예방하기 위해 사용하는 와파린은 비타민 K가 풍부히 들어있는 음식과 함께 복용하면 역시 효과가 떨어집니다.

다발골수종 환자들은 쉽게 골절이 될 수 있으므로 마사지나 지압 등의 시술은 조심스럽게 시행하거나, 상태에 따라서는 금지하여야 합니다.

일반 의약품은 약제들 사이의 상호작용에 대한 연구가 되어 있는 반면에, 건강식품이나 생약 및 한약과의 상호작용에 대한 자료는 매우 부족합니다. 따라서 이들을 항암제와 함께 사용할 때는 예상하지 못한 심각한 부작용이 발생할 수도 있고, 이를 사전에 미리 예방하기도 어렵습니다.

각각 환자의 상태 및 사용하는 치료제에 따라서 조심해야 하는 음식, 약제, 및 보완대체의료의 종류가 다르기 때문에, 이런 제품들을 구매하시거나, 시행하시기 전에 반드시 주치의와 상의하시는 것이 매우 중요합니다.

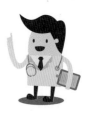

다발골수종 진단을 받았는데
지금 당장 직장에서 휴직을 해야 할까요?

다발골수종은 보통 고령에서 진단되므로, 진단 및 치료 후 직업을 유지할 수 있을지는 중요한 문제가 되지 않는 편이지만 비교적 젊은 환자분들도 있고 진단 당시 직업을 가지고 있는 경우도 많으며 이것이 생계와 직접적 연관이 있다면 이 질문은 큰 고민 거리가 될 수 있겠습니다. 현대 사회의 다양한 직종과 개개인의 처해진 상황이 다르므로 정확한 답을 내리는 것은 어렵지만 몇 가지의 참고할 사항을 생각해 봅니다.

첫 번째로 가장 우선순위에 두어야 할 것은 다발골수종의 순탄한 치료 과정입니다. 이 부분에 조금이라도 위험이 될 만한 상황은 과감히 배제해야 하겠습니다. 세밀한 부분을 따지다 보면 복잡해지고 결정이 쉽지 않습니다. 기본적인 최우선 가치는 골수종 치료 후 관해 획득이며 안정화입니다.

두 번째로 진단 당시 골병변의 유무를 확인해야 합니다. 골 소실로 인해 골절 등의 위험이 있다면 직업을 유지하지 않는 것이 좋습니다. 특히, 척추 병변이 있다면 아무리 노동 강도가 약하고 움직임이 없다고 해도 골절 발생의 위험이 큽니다. 골병변을 가진 환자는 최대한 안정 및 요양을 해서 질병이 호전될 때까지 추가적인 골병변이 발생하지 않도록 노력해야 합니다.

세 번째로 직업의 종류 및 환경을 고려해야 하겠습니다. 골병변이 없고, 사무직으로서 주로 서류 및 컴퓨터 작업 위주라면 직업을 유지할 수도 있겠습니다. 다만 타인과 많은 접촉을 하는 것은 피해야 하며 특히 학령기의 어린이 및 청소년을 대하는 일은 바람직하지 않습니다. 비교적 안정적인 상황이라 하더라도 직장과 상의하여 일의 강도나 시간을 현저히 줄이는 것이 현명합니다.

네 번째로 항암 약물의 조합 및 치료 과정을 고려해야 하겠습니다. 최근의 3제 항암요법은 2제 요법에 비해서 약물의 부작용이 많이 발생합니다. 피로감, 말초신경통증, 변비, 설사 등 소화기계 불편감 및 스테로이드 부작용 등이 전신 상태를 좋지 않게 만듭니다. 따라서 치료 중 이러한 부작용이 빈번하게 발생하고 악화된다면, 직업을 유지하는 것이 상황을 악화시킬 수 있습니다. 또한 자가조혈모세포이식 후 일정 기간에는 반드시 최대한 안정 및 요양, 부작용 관리에 집중해야 합니다.

보통의 경우 다발골수종을 진단 받은 시점에는 의학적으로 불안정한 경우가 많습니다. 따라서 진단 과정과 치료 개시 때까지는 휴직을 하는 것이 좋겠습니다. 이후 담당 주치의에게 육체적 활동 능력을 평가받아야 합니다. 이때 중요 부위의 골병변이 없고, 사무직이면서 많은 사람들과 접촉하지 않는 일이라면 직업을 유지하는 것이 가능할 수 있겠습니다. 다만 이러하더라도 일의 시간과 강도를 줄이는 것이 바람직합니다. 더불어 항암 약물이 여러 가지가 투여되고 이로 인한 부작용이 빈번하게 발생된다면 휴직을 하는 것을 고려해야 합니다. 특히 자가조혈모세포이식 후에는 반드시 안정이 될 때까지 일을 쉬어야겠습니다.

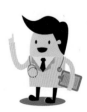

72

운동을 해도 될까요?
어떤 운동이 좋은가요?

다발골수종은 뼈병변에 동반된 통증, 빈혈 등으로 육체적 활동에 많은 제한이 동반되기 때문에 휴식을 취하게 되는데 이로 인해 유산소 활동이 줄어 근력저하가 발생하고, 일상생활을 수행할 능력의 저하를 가져오면서 나쁜 연결고리가 계속 꼬리를 물게 됩니다. 육체적 운동이 표준 치료에 추가되면 삶의 질, 신체적 기능, 우울증 및 피로감을 개선시킬 수 있는 것으로 알려져 있습니다. 다발골수종의 병기, 치료 방법, 근 골격 상태, 검사 수치, 통증의 정도, 환자의 목표 기대치 등을 고려하여 개인별 운동요법이 필요하고, 운동의 종류 및 강도 등을 결정할 수 있기 때문에 담당 의사와 상담이 꼭 필요하며 경우에 따라서는 운동을 피해야 하는 경우도 있습니다. 일반적으로 걷기, 침상에서 눕고 일어나기와 같은 일상적 활동은 환자에게 도움이 됩니다. 그 외 상기한 조건에 따라 집에서 혼자 할 수 있는 저항운동과 같은 근력향상 운동을 고려해 볼 수 있습니다. 그 외 고려할 사항으로 감염이 발생할 가능성이 높은 경우에는 공용 체육관 또는 수영장은 피해야 하며, 뼈가 약해져 있어 골절의 위험성이 있으므로 넘어질 위험이 있는 운동은 피해야 하며, 무거운 중량을 들거나 뼈에 부담이 되는 빠른 속도의 운동은 피하시는 것이 좋습니다. 운동 중 새로운 통증 또는 기존 통증이 악화되면 즉시 중단하고 상담하여야 하고, 욕심내지 말고, 숨이 차면 쉬면서, 단계별로 운동량을 조금씩 늘리는 것이 도움이 될 수 있습니다.

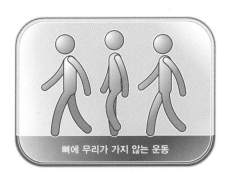

뼈에 무리가 가지 않는 운동

성생활을 해도 괜찮은가요?
피임이 필요한가요?

대부분의 다발골수종 환자들은 진단 및 치료 과정에서 성욕 감퇴를 경험하게 됩니다. 이는 질병 자체 혹은 치료약제, 진통제 등 보조약제의 부작용, 동반되는 내분비, 심혈관, 신장기능 장애, 우울감 때문에 생기는 현상입니다. 따라서 성욕이 회복될 때까지는 상당한 시간이 걸립니다. 부부가 서로를 이해하면서 상대방이 필요로 하는 것을 이해하는 것이 중요합니다. 골수종 환자에게 성관계는 힘에 부치는 경우도 많이 있기 때문에, 친밀감을 표현하는 다른 방법도 같이 생각해 보십시오.

남성 환자에게는 위에서 말씀드린 성욕감소 외에는 항암치료로 인한 직접적인 성기능 장애는 없다고 합니다. 항암치료 중에는 약제의 일부분이 정액으로 배출되기 때문에, 일시적으로 정액의 색이 변할 수 있으며, 따라서 가임기 여성과 성관계를 한다면, 마지막 약제 투여 이후 적어도 7일간은 콘돔을 사용한 성관계를 하도록 권장하고 있습니다.

여성 환자들은 생리주기, 생리 양의 변화가 생길 수 있으며, 항암치료나 조혈모세포이식으로 인해 조기 폐경이 올 수도 있습니다. 증상으로는 안면홍조, 질 건조감, 질염 등이 생길 수 있고, 이런 것으로 인해 성생활 중 통증, 성욕 감퇴가 생길 수 있습니다. 항암치료 기간 중, 혈소판 수치가 50,000/uL 이하일 때에는 성생활 중 출혈이 생길 수 있으므로 피하는 것이 좋습니다. 피임을 위해 자궁내 장치를 사용하는 것은 피하십시오. 고용량 항암치료에 이은 자가조혈모세포이식을 제외하면, 다른 치료과정으로 인해서는 불임은 거의 생기지 않습니다.

면역조절제 계열의 경구 항암제인 탈리도마이드, 레날리도마이드, 포말리도마이드는 심각한 태아 기형을 유발시킬 수 있음이 알려져 있습니다. 따라서 가임기 여성분이 이 약제들을 복용하게 된다면 반드시 2번 이상의 임신 테스트를 통해 임신이 아닌 것을 확인한 이후 약제를 시작해야 하고 치료 중에는 남녀 모두 콘돔이나 호르몬제제 등의 2가지 이상의 효과적인 피임법을 통해 피임을 반드시 해야 합니다. 임신을 계획하는 가임기의 남녀 모두 약제 복용을 중단하고 최소 4주 이상이 지난 다음에 피임없이 성생활을 할 수 있습니다. 치료 중에는 반드시 담당의와 상의하여 적절한 피임 방법 및 기간을 숙지하시기 바랍니다.

다발골수종을 진단받으면서 동시에 신장기능도 나빠졌다고 들었어요. 다발골수종 치료를 받으면 같이 좋아지나요?

신장기능이 나빠지는 것은 다발골수종의 흔한 합병증 중의 하나로 약 25%의 환자가 진단 당시에 신기능 장애가 함께 확인됩니다. 혈액 투석이 필요한 중증 신장 장애도 드물지 않게 관찰됩니다. 신장기능 저하 원인은 다양한데 주된 원인은 골수종세포가 분비하는 비정상단백인 M단백이 신장 독성을 나타내기 때문입니다. 혈액 내 칼슘 수치가 상승하는 경우도 흔한 이유이며, 신장기능이 급격히 악화될 수 있고 신장 독성을 나타낼 수 있는 약물 투약이나 감염 및 탈수 등도 신장기능을 악화시킬 수 있으므로 주의가 필요합니다. 다발골수종 치료를 받게 되면 M단백이 감소하고 혈액 내 칼슘 수치도 함께 좋아지므로 치료에 잘 반응하는 경우 나빠졌던 신장기능도 같이 좋아질 수 있습니다. 치료를 통해 신장기능이 정상 수준으로 회복되는 확률은 약 25%로 신장기능이 회복된 환자는 그렇지 못한 환자들과 비교하여 생존율 향상 등 예후가 개선되는 것으로 알려져 있습니다.

예방주사 맞아도 될까요?

1. 인플루엔자(독감) 예방접종

인플루엔자백신은 일반적으로 불활성화 백신이 사용되고 있고 암환자는 나이와 무관하게 인플루엔자 백신접종이 권고되고 있습니다. 매년 10~11월에 1회 접종합니다.

2. 폐렴구균 예방접종

폐렴구균 백신은 23가 다당질백신과 13가 단백결합백신 두 가지 제형이 있고 암환자를 포함하는 면역저하환자에게 접종이 권장되고 있습니다. 이전 접종력이 없는 경우 13가 단백결합백신을 먼저 접종하고, 최소 8주 경과 후 23가 다당질백신을 접종합니다. 이전 접종력이 있는 경우에는 이전 접종한 백신의 종류를 확인 후 추가접종을 의료진과 상의하시기 바랍니다.

3. 대상포진 예방접종

현재 국내에서 접종 가능한 대상포진 백신은 약독화 생백신으로 항암치료 중인 환자는 접종해서는 안 됩니다. 항암치료 종료 3개월 후에는 접종을 받을 수 있는데 의료진과 상의하시기 바랍니다.

4. 예방접종 시기

주기적으로 항암치료가 시행되는 경우 다음 항암치료 시작 2주 전에 접종하는 것이 적절하지만 항암치료마다 치료 간격이 다양하기 때문에 의료진과 상의 후 결정하는 것이 안전합니다.

76

항암제를 사용하면 구토가 심하나요?

항암제로 인한 흔한 부작용으로 메스꺼움과 구토가 발생할 수 있으나, 환자가 투여받는 항암제의 종류, 용량, 성별, 투여기간 및 환자의 질병 상태 등에 따라 증상의 정도가 다를 수 있습니다. 또한 항암제 중에도 구토를 적게 유발하는 약제도 있습니다. 최근에는 항암치료와 연관된 구토를 예방하는 여러 약제들이 많이 개발되어 있고 또한 병원에서 항암제를 투여할 때 구토 방지를 위한 적절한 치료지침이 있기 때문에 예전에 비해 구토로 인해 항암치료가 힘든 경우는 매우 줄어든 상태입니다. 구토를 예방하는 약제를 투여받은 후에도 구토가 지속된다면 추가적으로 약제를 투여받거나 또는 약제관련성, 장폐쇄, 장마비, 전해질이상 등 구토를 유발할 다른 원인들이 있는지에 대한 검사가 필요할 수 있습니다.

뼈가 많이 아파요. 진통제는 어떤 것이 좋을까요? 진통제 중독을 걱정해야 하나요?

다발골수종은 뼈 통증이 가장 흔한 증상입니다. 다발골수종 환자에서는 뼈가 약하게 되어 골다공증이나 골절을 유발하여 통증을 일으킵니다. 몸의 중심축이어서 하중을 받는 갈비뼈, 척추뼈, 골반뼈 등에 골절이 잘 발생하며, 조금 다친 부위도 쉽게 골절이 발생할 수 있습니다. 정형외과에서 관절통, 뼈 통증에 흔히 사용하는 비스테로이드소염제 계통 진통제는 다발골수종 환자에서 신장기능의 장애를 일으킬 수 있으므로 사용에 주의가 필요하며, 아세트아미노펜을 사용하는 것이 좋습니다. 통증이 심한 경우가 많아서 대부분 마약성 진통제가 필요한 경우가 많습니다. 진통제는 적절한 통증 조절을 위한 용량을 규칙적인 시간에 투여하는 것이 좋습니다.

마약성 진통제 중독을 너무 걱정할 필요는 없습니다. 진통제로 통증을 잘 조절하여야 적절한 활동과 삶의 질이 유지되고 다

발골수종 치료를 잘 받을 수 있습니다. 효과적인 항암치료로 다
발골수종이 잘 치료되면 통증이 감소하게 되고, 진통제 용량을
줄이거나 끊을 수도 있습니다.

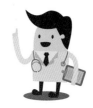

뼈 아픈 것에 대해 올바른 진통제 사용에 대한 교육을 받고 약제도 늘렸지만 여전히 아픕니다. 다른 치료 방법도 있나요?

다발골수종 환자의 70%에서 골융해성 병변으로 인한 뼈 통증이나 골절이 발생하며 척추, 갈비뼈, 고관절 골절이 흔하게 발생합니다. 통증이 진통제의 사용으로도 조절이 되지 않는 경우 골절의 발생 여부나 형질세포종으로 인한 척수압박 등의 원인에 대한 평가가 필요합니다.

증상이 있는 부위에 CT(컴퓨터단층촬영), MRI(자기공명영상) 등을 시행하는 것이 진단에 도움이 되며, 만약 진통을 유발할 만한 병변이 발견된다면 뼈 통증이나 손상이 있는 부위에 추가적으로 국소 방사선치료를 시행할 수 있습니다. 방사선치료는 항암치료에 비해 빠르게 악성세포를 제거하여 그로 인한 통증을 줄이거나 심각한 뼈 손상을 막기 위해 사용됩니다.

척추압박골절에 의한 통증은 척추성형술을 시행하는 것이 도움이 됩니다. 척추성형술은 골시멘트를 척추내로 주입하는 것으

로 척추의 추가적인 함몰을 예방하고 통증을 경감시키는데 효과

적입니다. 경우에 따라서는 신경차단술 등의 통증 부위에 직접

약물을 투여하는 시술도 증상을 개선시키는데 도움이 될 수 있습

니다.

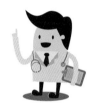

79

칼슘 수치가 너무 높다고 하네요.
높으면 좋은 거 아닌가요?

우리 몸의 전해질은 항상 일정한 범위 내에 있어야 하며, 혈중 칼슘의 정상치는 9~10.5 mg/dL 정도입니다. 칼슘 수치가 정상 이상으로 상승하게 되면 아무런 증상을 동반하지 않는 경우도 있지만 입 마름, 식욕저하, 구토, 소변량 증가, 우울감과 같은 증상을 나타낼 수 있으며 고칼슘혈증이 더욱 심해지면 의식이 저하되거나 혼수상태에 이르는 등 생명에 위협이 되는 응급상황까지도 갈 수 있습니다. 다발골수종에서 혈중 칼슘 수치가 증가하는 이유는 여러 가지가 있지만 주된 이유는 다발골수종 세포에서 분비하는 인터류킨 등 다양한 물질에 의해 파골세포가 활성화되어 뼈 흡수가 증가하기 때문입니다. 그리고 뼈 흡수에 의해 뼈에서 유리되어 상승한 칼슘이 세포 외 체액으로 넘쳐나게 되면서 혈중 칼슘 수치가 정상 이상으로 상승하게 됩니다. 또한 다발골수종에서 흔히 신장기능의 저하가 동반되는데, 이 경우 신장을 통해 과량의 칼슘을 제거하는 능력이 떨어지면서 혈중 칼슘 수치가 상승하게 됩니다. 종합하면 혈중 칼슘 수치가 높다는 것은 곧 다발골수종 세포의 부담이 많다는 것, 이로 인해 뼈 흡수가 진행된 상태라는 것, 그리고 신장기능의 저하를 동반한 상태임을 시사하는 소견이므로 전혀 바람직한 상태가 아닙니다. 칼슘 수치가 높은 것이 발견되면 우선 생리식염수를 충분히 공급하여 적절한 소변량을 유지하고, 비스포스포네이트 제제를 병용하여 뼈 흡수를 억제시키며 스테로이드 치료를 합니다. 근본적으로는 다발골수종과 연관된 칼슘 수치 증가이므로, 질병 자체를 조절하는 것이 증가된 칼슘을 조절하는 가장 효과적인 방법입니다.

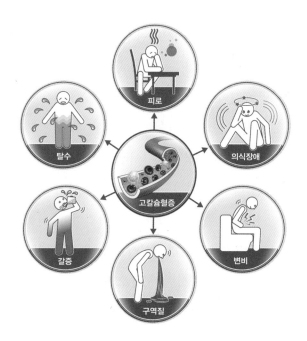

80

갑자기 소변이 잘 안 나오고, 다리에 힘이 없어졌 어요. 병원에 가야 할까요?

다발골수종은 뼈에 영향을 줍니다. 전신 뼈 중 어디든 침범할 수 있습니다. 경추, 흉추, 요추 등 척추뼈에 다발골수종이 침범되면 뼈를 갉아먹은 듯이 뼈의 형태가 변할 수 있습니다. 척추뼈가 주저앉는 압박골절이 발생하기도 합니다. 압박골절이란 통조림이 하나씩 쌓여 기둥처럼 기다란 모양을 형성한 듯한 형태의 정상적인 척추뼈가 위아래로 눌려 일부 척추뼈가 부서져서 주저앉는 현상을 말합니다. 압박골절이 발생하는 경우에는 평소 척추 뼈의 보호를 받는 척수신경이 눌리게 될 수도 있으며, 이것을 척수압박이라 부릅니다. 척수신경이 눌리면 가볍게는 허리 디스크 환자분들처럼 다리가 저리고 당기는 정도의 초기 증상이 생길 수도 있지만, 심한 경우에는 양팔이나 다리가 마비될 수도 있습니다. 그리고 소변과 대변을 조절하는 방광과 괄약근을 지배하는 신경에 마비가 와서 대소변이 나오지 않거나 또는 반대로 계속 흘리게 될 수도 있습니다. 담당의사 진료를 보기 어려운 날에 혹시 갑작스러운 다리 마비 증상 또는 대소변 조절 이상 증상이 생길 경우에는 즉시 응급실 진료를 보시도록 권해드립니다. 척수압박은 수 시간 혹은 수일 내에 악화가 진행되는 경우도 많으며 빠른 대처가 매우 중요합니다. 즉각적인 스테로이드 치료를 통해 척수신경이 눌린 부분의 부종을 줄이는 치료를 합니다. 방사선치료 또는 신경 압박을 줄이는 감압술 같은 수술 치료가 권장되기도 합니다. 그러나, 일단 증상이 발생한 척수압박 증상은 이전과 같이 원상복귀되기는 상당히 어려운 경우가 많으며 더 이상 마비 증상이 악화되지 않도록 하는 것을 목적으로 치료해야 하는 경우가 많습니다. 장기적으로는 다발골수종의 뼈 침범이 더 늘어나지 않도록 항암화학치료가 이어져야 합니다.

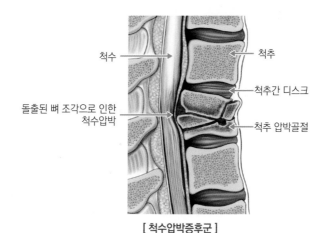

척수

척추

척추간 디스크

돌출된 뼈 조각으로 인한 척수압박

척추 압박골절

[척수압박증후군]

피부에 물집이 생기고 몹시 아파요.
어떻게 해야 할까요?

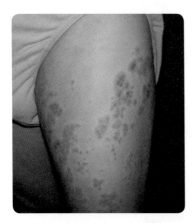

[전형적인 대상포진 피부 병변]

사진과 같이 발진과 물집이 생기면서 심한 통증이 동반되며 뒤이어 딱지가 생기는 질환을 대상포진이라고 합니다. 대상포진은 예전에 앓았던 수두 바이러스가 몸속의 신경세포에 잠자고 있다가 다시 활동을 하면서 생기는 것입니다. 신경세포에서 활동을 시작하므로 특징적으로 몸에 한쪽에서 신경절을 따라 띠 모양으로 물집이 나타납니다.

대상포진은 어렸을 때 수두를 앓았던 사람들이 나이가 들면서 생길 수도 있지만, 후천성면역결핍증 환자나 항암치료 중인 환자 등과 같이 면역 기능이 떨어지면 바이러스가 다시 활동을 하면서 생기는 것이 보통입니다. 따라서, 대상포진은 다발골수종 자체로 면역 기능이 감소하거나, 프로테아좀억제제나 다라투무맙과 같은 치료를 받고 있는 경우, 조혈모세포이식 후 면역 기능이 충분히 회복되기 전과 같이 면역 억제 상태에서 잘 발생합니다.

대상포진은 물집과 같은 피부 증상과 함께 피부로 날카롭고 찌르는 듯한 통증, 화끈거리는 느낌, 가려움, 감각 이상이 동반될 수 있고, 감기처럼 온몸이 욱신거리고 열이 나는 전신 증상을 동반하기도 합니다. 때로는 피부 병변이 발생하기 전에 통증이 먼저 생겨서 진단이 어려운 경우도 있습니다. 눈 주위에 생긴 대상포진은 안 질환을 일으킬 수 있고 치료가 늦어지면 실명의 위험도 있습니다. 얼굴, 귀 주위에 생긴 대상포진은 얼굴 근육을 약화시켜 얼굴이 비뚤어 보이게 할 수도 있습니다

대상포진으로 진단되면 바이러스 증식을 억제하는 항바이러스 치료와 통증을 완화하는 치료를 함께 시행하는데, 항바이러스 치료는 피부에 물집이 나타날 때 빨리 시작하는 것이 바이러스 증식을 억제하는데 유리하고 이차적으로 발생할 수 있는 신경통을 낮출 수 있습니다.

피부에 더 이상 물집이 생기지 않고 물집이 있던 자리에 딱지가 가라앉아 아물어 떨어지면 대상포진이 나은 것이지만, 일부

의 환자들에서는 대상포진을 앓은 후에 오랜 기간동안 통증이 합병증으로 계속 남아 있습니다. 대상포진의 통증은 일반적인 진통제로 증상완화를 보이기도 하지만, 항경련제에 속하는 가바펜틴, 프레가발린을 사용하기도 하며, 항우울제에 속하는 약제를 복용하면 통증에 도움이 되기도 합니다.

대상포진이 생겼다면 세균 감염의 합병증을 피하기 위해 물집 부위에 일상생활에서 사용하는 로션이나 크림을 함부로 사용하지 않는 것이 좋으며, 충분한 휴식, 영양의 섭취, 규칙적인 생활을 통해 스트레스와 피로에 의한 면역력의 저하를 피할 수 있도록 해야 합니다. 대상포진은 수두와 달리 전염력이 높지는 않으나 가족, 직장 생활에서 면역이 저하된 사람들과의 접촉할 때는 주의해야 합니다. 다발골수종의 치료로 인하여 바이러스 재활성화의 위험이 높다고 생각되는 경우에 예방적으로 항바이러스제를 사용할 수 있습니다. 현재 국내에서 사용하는 대상포진 예방접종은 생백신이므로 면역이 저하된 환자에게는 사용이 적합하지 않아서, 다발골수종 환자에서 대상포진 예방접종은 반드시 의료진과 상담 후에 진행하는 것이 좋겠습니다.

82

항암치료 중인데 열이 나요.
어떻게 해야 할까요?

항암치료 중인 환자들이 가장 힘들어하는 부분 중 하나는 치료 중에 발생하는 발열입니다. 항암치료 초기에 질병 자체로 인해 열이 나거나, 항암치료의 이상 반응으로 열이 나는 경우도 있습니다만, 항암치료 중 열이 날 때 가장 먼저 의심해야 할 것은 바로 감염입니다. 다발골수종 환자는 다른 혈액암에 비해서도 정상 면역글로불린이 저하되는 등 질병 자체로도 면역력이 매우 감소하여 감염에 더 취약하기도 하지만, 항암치료로 인해서 일시적으로 면역이 더 떨어져 감염에 걸리는 경우가 더욱 많습니다. 폐렴, 장염, 방광염, 신우신염, 봉와직염 등과 같은 세균 감염과 대상포진과 같은 바이러스 감염이 발생할 수 있습니다. 어떠한 감염이든 감염이 발생한 경우 대부분은 38℃ 이상의 열과 함께 춥고 오한이 들고 기력 저하가 있으며, 감염이 생긴 부위에 따라 기침, 가래, 목 통증, 설사, 복통, 입안 통증, 배뇨 시 통증, 피부의 발적 및 통증 등을 동반합니다.

항암치료 중 38℃ 이상의 열이 나면, 해열제를 임의로 사용하는 것보다 가능한 빨리 병원을 방문하여 본인의 증상을 이야기하고 열의 원인을 찾는 것이 중요합니다. 열의 원인이 감염으로 확인된다면 항생제 치료와 해열제, 수액 등과 같은 증상완화 치료를 함께 받게 되는데 대부분은 짧은 기간의 입원 치료 및 외래 치료로 호전이 됩니다. 그러나 일부에서는 충분한 항생제 치료에도 호전이 없거나 악화되어 감염이 위중한 상태로 진행되어 중환자실에서의 치료를 요하는 경우도 있습니다. 따라서 다발골수종이고 항암치료 중이라면, 외출 후, 식사 전, 용변 후에 반드시 손을 깨끗이 씻고, 개인 위생을 청결하게 유지하는 습관을 가지는 것이 필요합니다. 또한 예방접종을 철저히 해야 하며, 전염성 질환을 가진 사람과의 접촉을 피하도록 하는 것도 조심해야 할 부분입니다.

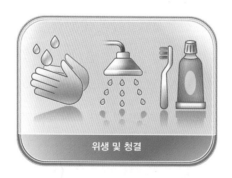

위생 및 청결

며칠 전부터 한쪽 다리가 붓기 시작하더니 아프고, 숨도 찹니다. 어떻게 해야 할까요?

한쪽 다리의 부종은 하지 심부정맥혈전증의 주 증상입니다. 하지 심부정맥혈전증이란 다리 속 깊이 위치한 심부정맥혈관 내에서 핏덩이가 생겨서 혈관을 막는 증상을 말합니다. 이렇게 생긴 핏덩이를 혈전이라 부르는데 심부정맥혈전증이 생기면 다리의 부종과 함께 터질 듯한 다리의 통증을 동반합니다. 심부정맥혈전증이 진행하면 정맥을 막고 있던 혈전이 떨어져 나와 정맥혈의 흐름을 타고 심장을 지나 폐동맥을 통과하다 좁아지는 폐동맥혈관에 막히는 경우가 있는데, 이를 폐동맥혈전색전증이라 합니다. 이럴 경우 심장에서 폐로 가는 혈액의 흐름이 막혀 숨이 차고 심각하면 혈압이 떨어지고 의식을 잃을 수도 있고 매우 위험해 질 수 있습니다.

하지 심부정맥혈전증은 움직이지 않고 장기간 누워 지내는 환자들에게서 혈액의 흐름이 정체되며 발생하는 경우가 많지만,

혈액 자체가 남들과 달리 응고 경향이 있는 경우에도 잘 생깁니다. 그러한 예 중에 한 가지 병이 다발골수종입니다. 다발골수종은 출혈성 경향과 응고성 경향을 함께 보이는 질환이며 다발골수종 치료에 사용되는 약제 중 혈전 발생의 위험을 높이는 약도 있어, 다발골수종 환자에게서는 심부정맥혈전증 및 폐동맥혈전색전증이 잘 생길 수 있습니다. 다발골수종 환자들이 면역조절제 등의 혈전 발생의 위험이 높은 약제를 사용하는 경우에는 아스피린이나 와파린과 같은 혈전예방제를 함께 사용하기도 합니다. 심부정맥혈전증에서 양쪽 다리가 동시에 붓는 경우는 잘 없습니다. 이럴 경우에는 심장 또는 신장의 기능저하를 먼저 생각해야 합니다.

다발골수종에서 외상의 이력 없이 한쪽 다리가 붓고 통증이 있거나, 갑자기 숨이 찬 증상이 있으면 병원을 내원하여 심부정맥혈전 및 폐동맥혈전색전을 확인하여야 합니다. 혈전의 진단을 위해서는 혈액검사, 다리혈류초음파검사, 흉부 조영컴퓨터단층 촬영, 심장초음파검사 등이 필요합니다. 일단 혈전이 확인되면 치료로 주사나 경구용의 항응고제를 사용하고, 심한 정도에 따라 혈전제거술과 예방용 대정맥필터 삽입 등을 고려하기도 합니다.

　다발골수종 치료 약제 중에서 탈리도마이드, 레날리도마이드 및 포말리도마이드는 혈전/색전증의 위험도를 올리는 약이므로, 특히 고용량의 스테로이드와 함께 사용할 때에는 예방적으로 아스피린 또는 와파린이나 저분자헤파린 등의 항응고제 사용이 권장됩니다.

정상 하지 심부정맥　　　　　　　　　　　　　　　심부정맥혈전증

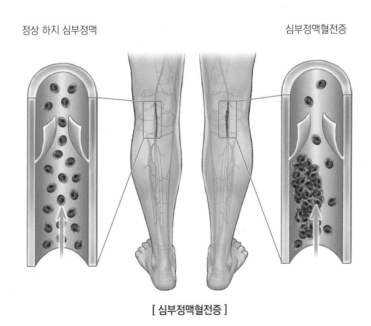

[심부정맥혈전증]

84

너무 기운이 없고 피곤해요. 어지럽고 움직이면 숨이 차네요. 어떻게 해야 할까요?

다발골수종으로 치료 중인 환자들은 다양한 원인에 의해서 기운이 없거나 피곤하고, 어지럽고 숨이 찬 증상을 호소합니다.

첫 번째로 다발골수종 환자에서 흔하게 동반되는 빈혈에 의해 위와 같은 증상이 발생할 수 있습니다. 빈혈은 70% 이상의 다발골수종 환자가 경험하는 흔한 증상이며 그 증상은 다양하게 나타날 수 있습니다. 경미한 빈혈의 경우 증상이 없을 수도 있으나 심한 빈혈의 경우 위와 같이 숨찬 증상뿐만 아니라 두통이나 식욕감퇴, 우울과 같은 증상이 발생할 수 있습니다. 이런 빈혈에 의한 증상의 경우 항암치료 등을 통해 원인 질환이 호전되면서 같이 호전될 수 있으며, 빈혈 증상이 심할 경우 적혈구 수혈을 통해 도움을 받을 수도 있습니다.

두 번째로 심장기능 저하에 의해서도 위와 같은 증상이 발생할 수 있습니다. 다발골수종에서 아밀로이드가 생성되어 직접적으로 심장을 침범하여 심부전을 유발하여 숨이 찰 수도 있으며, 항암치료 중 일부 약제가 가진 심장 독성으로 심장기능 저하되어 숨이 찰 수도 있습니다. 이러한 심장기능 저하로 인한 기운 없음, 숨찬 증상의 경우 주로 누우면 증상이 더 심해지며, 하지 부종이나 목 부위 정맥 혈관의 확장과 같은 증상이 동반될 수 있습니다. 심장기능 저하는 심근효소수치검사, 심전도검사, 심장 초음파검사 등을 통해 진단할 수 있으며 상태에 따라서 순환기내과 전문의의 진료가 도움이 될 수 있습니다.

위의 두 가지 대표적인 이유 외에도 신장기능 저하, 혈전의 발생, 혹은 감염 등에 의해 기운 없고 피곤하며 숨이 찬 증상들이 발생할 수 있어, 힘든 증상이 발생하면 병원을 방문하여 원인 파악 및 적절한 치료를 받는 것이 필요합니다.

갑자기 조금만 부딪쳐도 멍이 들고, 잇몸에서 피가 멎지 않고, 피부에 빨간 점 같은 반점들이 생겼어요. 어떻게 해야 할까요?

혈소판은 출혈 부위에 모여들어 출혈을 막는 역할을 하는 혈액 세포의 일부로, 혈소판 수의 부족 또는 기능 저하가 있을 때 출혈 증상이 생길 수 있습니다. 다발골수종 환자들에게 혈소판 감소는 빈혈만큼 자주 관찰되지는 않지만 비교적 흔한 증상인데, 이는 다발골수종 진단 때부터 골수 내 형질세포의 비율이 높아 혈소판이 제대로 만들어지지 못하거나, 항암치료로 골수 기능이 억제되어 혈소판 생성이 억제되는 경우가 있는데 보르테조밉 등이 흔히 혈소판을 일시적으로 감소시킵니다. 또한 자가조혈모세포이식 후 골수 내 혈소판의 생성 회복이 늦을 때도 혈소판 감소가 생길 수 있습니다.

혈소판의 정상 수치는 15만개~45만개/uL이며 특히 출혈의 증상이 생기는 경우는 대개 5만개/uL 이하로 떨어지는 경우입니다. 혈소판 수치가 2만개/uL 이하로 떨어지는 경우에는 별다른 외상 없이도 뇌출혈이 발생할 수 있어 수혈이 필요합니다. 만약 잇몸에서 피가 멎지 않고 피부에 붉은 점 같은 반점이 발생하는 경우에는 즉시 병원에 내원하여 혈액검사를 시행하고 혈소판 감소를 보인다면 적절하게 혈소판 수혈을 받아야 합니다.

다발골수종 환자에서는 혈소판 감소는 없으나 혈소판의 기능이 감소하거나 혹은 혈액응고인자의 억제증으로도 출혈 성향이 관찰될 수 있으며, 그 외에도 혈전증 예방을 위한 아스피린의 사용, 그리고 뼈의 통증에 대한 비스테로이드성 진통소염제의 사용에 의한 혈소판 기능 장애 등으로 인해 위와 같은 출혈 증상이 나타날 수 있으므로 이런 경우에는 즉시 약제를 중단하고 병원을 내원하여야 합니다.

출혈 증상이 있고 혈소판의 감소가 있는 경우 움직일 때 부딪히지 않도록 조심하며, 머리를 숙이거나 힘을 주어 용변을 보는 등의 행위는 뇌출혈을 유발할 수 있어 주의하여야 합니다.

손끝, 발끝이 너무 저려요. 왜 이렇지요?
좋은 방법 없을까요?

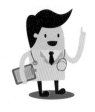

손끝, 발끝 저림은 말초신경병증으로 다발
골수종 환자분들이 매우 흔히 경험하는 증상
입니다. 말초신경병증은 다발골수종 질환 자
체에 의하여 유발될 수도 있으나 주로는 다발
골수종의 치료제에 의하여 발생하게 됩니다.
많은 치료제들이 말초신경병증을 유발하지만 대표적인 약제로는
탈리도마이드와 보르테조밉을 들 수 있습니다. 약제에 의한 말초
신경병증은 대부분 손발 저림이나 무감각, 통증 등의 감각신경
이상으로 나타나지만 가끔은 운동신경이나 자율신경 장애를 동
반하기도 합니다.

말초신경병증은 삶의 질을 감소시키고, 치료제 감량, 치료 조
기 중단을 유발하여 치료 효과를 저하시킬 수 있으므로, 다발골
수종 치료 과정에서 이 증상에 대한 조절은 매우 중요합니다. 그

러나 현재까지 말초신경병증의 확실한 예방법이나 치료제는 없기 때문에 위험인자 파악 및 조기 진단이 중요합니다. 치료 전 말초신경병증의 증상이 있는지 확인하고 당뇨, 비타민 B_{12} 결핍 등 위험인자를 파악해야 합니다. 치료 중 증상이 발생하면 증상의 정도에 따라 항암제 용량을 감량 또는 중단, 투여 간격을 늘리게 됩니다. 또한 항경련제나 항우울제 등의 복용은 증상 완화 효과를 가져올 수 있으며, 적절한 진통제의 사용과 물리치료가 도움이 될 수 있습니다. 말초신경병증으로 인하여 낙상이나 부엌일 같은 일상생활에서 부상을 입을 수 있어 환자분은 다치지 않도록 주의하시는 것도 중요합니다. 또한 족욕이나 전기장판 등에 의한 저온 화상의 위험도 커지므로 조심해야 합니다.

87

중심정맥관 삽입술을 받아야 한다고 합니다. 이건 무엇 때문에 하나요?

　다발골수종을 치료하는 데 있어 먹는 약 외에도 주사약을 사용해야 하는 경우가 자주 발생합니다. 이런 주사약은 한 차례의 주입으로 끝나는 것이 아니라 수 개월 동안, 정기적으로 혈관을 통해 주사를 투여해야 하는 경우가 많습니다. 이러한 주사약 외에도 다발골수종을 치료를 받는 중에는 수혈을 받거나, 항생제 또는 여러 주사제제 등을 정맥 혈관으로 주입하는 경우가 자주 있습니다. 또한 자가조혈모세포이식을 받는 환자의 경우에는 조혈모세포 채집과 이식을 위한 큰 혈관 확보가 필요합니다.

　매번 주사약 투여 때마다 팔이나 다리에 있는 작은 정맥 혈관을 찔러 주사 경로를 확보하는 것은 매번 고통스러울 뿐 아니라, 여러 차례 반복될수록 확보할 수 있는 혈관이 점차 줄어들게 되고, 무엇보다 어떤 약제들은 혈관염을 일으키거나, 혈관 밖으로 약이 샐 경우 주변 피부조직에 심각한 괴사를 일으키기도 합니다.

이런 문제들을 해결하기 위해 몸의 중심부에 위치한 큰 정맥 혈관인 중심정맥에 시술을 통해 접근하여 주사약을 주입할 수 있는 통로를 만드는 것을 중심정맥관 삽입술이라 합니다. 중심정맥관 삽입술은 혈관조영실에서 영상을 확인하면서 시술을 진행합니다. 중심정맥관의 종류는 중심라인(C-라인), 말초삽입중심정맥관(PICC), 히크만 카테터, 케모포트 등이 있습니다. 각각은 사용할 수 있는 기간, 시술의 복잡성, 피부 밖으로의 노출 정도, 사용 가능한 도관의 개수 등이 차이가 있으므로 이에 대한 선택은 담당 주치의와 상담이 필요하겠습니다.

시술 이후에는 매번 혈관을 확보해야 하는 고통과 번거로움이 없고 고농도의 약제 또는 피부 괴사를 일으킬 수 있는 약제들의 사용이 가능해집니다. 무엇보다 한 번의 시술 이후에 짧게는 1~2주부터 길게는 수개월까지 이 장치를 이용할 수 있다는 장점이 있습니다.

그러나, 중심정맥관은 삽입 부위나 도관을 통하여 혈액 감염이 발생할 수 있고, 혹은 도관 내부 혈전에 의한 막힘이나 도관의 위치 빠짐 등에 의한 기능 이상과 같은 합병증이 발생할 수 있으므로 주의 깊게 관리할 필요가 있습니다.

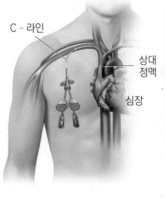
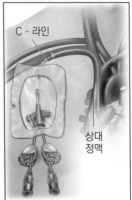

[C-라인]

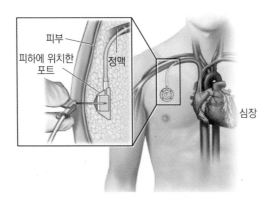

[케모포트]

중증환자 등록이 뭔가요?
그리고 급여/비급여의 의미와 이유를 설명해주세요.

현행 의료보험에서 중증환자의 정의는 암, 뇌혈관질환, 심장질환, 중증화상 및 중증외상을 진단받은 환자를 말합니다. 중증환자로 등록하게 되면 각 질환에 따른 적용 조건에 따라 본인일부 부담금에 대해 산정특례의 혜택을 받을 수 있습니다. 산정특례제도는 중증질환 진료에 대한 본인부담률을 경감하여 적용하는 것으로, 중증환자와 그 가족의 병원비 부담을 덜어주기 위한 제도이며, 해당 중증 질병에 대한 진료에만 적용받을 수 있습니다.

암으로 진단되어 중증환자 등록을 한 경우 혜택 기간은 총 5년이며, 의료비 본인부담률은 입원치료비 및 통원치료비의 급여항목에 대해 요양급여 비용 총액의 5%만을 부담하게 됩니다. 등록 후 5년이 지나면 특례 기간이 종료되지만, 종료 시점에 잔존암 또는 전이암이 있거나 재발이 확인되는 경우, 그리고 해당 질환에 대한 수술, 방사선치료, 항암치료 등 치료가 계속되고 있을 때는 추가 연장을 하게 됩니다.

일반적으로 건강보험 혜택이 적용되는 진료항목은 급여라고 하며 급여 항목은 일부본인부담과 전액본인부담으로 나뉘어집니다. 이 중, 일부본인부담의 경우 요양급여비용 총액 중 일부본인부담금을 제외한 나머지 비용을 국민건강보험공단에서 지급하여 주게 됩니다. 반면, 건강보험 혜택이 적용되지 않는 진료항목은 비급여라고 하는데, 비급여의 경우에는 환자가 진료비 전액을 모두 부담하게 됩니다.

비급여의 존재는 지급 가능한 국가 건강보험 재정의 한계 및 새로 개발된 항암제가 국내 도입 후 보험 급여가 되기까지 시간적 간격 차이에 주로 기인합니다. 따라서, 의학적으로 꼭 필요한 치료라 하더라도 모든 종류의 치료를 다 급여 항목으로 적용할 수는 없게 됩니다.

경제적인 도움이 필요합니다.
도와주실 방법이 있으신지요?

　다발골수종은 몇 개월의 치료만으로 끝낼 수 있는 병이 아니라 수년 동안 꾸준히 치료해야 하는 병입니다. 따라서 치료의 기간이 길어질수록 환자와 가족들이 검사 및 치료 비용에 대한 부담을 느끼게 됩니다. 이러한 환자들을 위한 경제적 지원을 찾아보는 방법들을 말씀드리겠습니다.

　우리나라의 대부분의 병원은 의료사회복지사가 근무하고 의료사회복지사는 환자에 대한 행정적, 경제적 상담 및 지원을 담당하고 있습니다. 환자는 필요시 의료사회복지사와 면담을 요청하여 환자와 가족들이 처한 경제적 상황에 대한 상담을 받고 지원 안내를 받을 수 있습니다.

　경제적 지원은 국가적인 지원과 민간후원단체의 지원으로 나뉘어 지는데, 국가적인 지원의 한가지 예로 '중증질환 재난적 의료비 지원사업'이 있습니다. '중증질환 재난적 의료비 지원사업'

이란 중증질환자가 있는 저소득 가구의 과도한 의료비 부담을 덜어드리기 위해 본인부담액의 일부를 지원하는 사업으로서, 정부가 과도한 의료비로 인한 가계파탄을 방지하기 위해 당장 어려움을 겪는 가구를 우선 지원하는 한시적 사업입니다. 암, 심장, 뇌혈관, 희귀난치성, 중증화상 질환으로 인해 수술 또는 치료 목적으로 입원 중인 환자를 대상으로 가구의 소득 및 재산수준과 본인이 부담해야 할 의료비 수준을 동시에 고려하여 지원여부를 결정하게 됩니다.(보건복지부 콜센터(☎ 129), 국민건강보험공단 고객센터(☎ 1577-1000) 또는 가까운 국민건강보험공단 지사로 문의) 민간단체로는 (사)한국혈액암협회(☎ 02-3432-0807) 등이 있어 질병 및 약제에 따라 일부 경제적 지원을 받을 수 있으며 그 외 병원과 연계된 민간 기관들의 지원을 받을 수 있습니다.

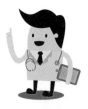

연명치료 중단, 사전연명의료의향서, 연명의료계획서란 무엇인가요?

　호스피스 완화의료 및 임종단계에 있는 환자의 연명의료결정에 관한 법률(연명의료결정법)이 제정되어 2018년 2월부터 시행되고 있습니다. 임종과정에 있는 환자들에서 의학적으로도 무의미하고, 환자도 원치 않는 연명의료를 시행하지 않을 수 있도록 하는 법적인 절차로, 환자에게 최선의 이익을 보장하고 자기결정권을 존중하여 인간으로서의 존엄과 가치를 보호하는 것을 목적으로 하고 있습니다.

　연명의료의 정의는 임종과정에 있는 환자에게 하는 심폐소생술, 혈액투석, 항암제 투여, 인공호흡기 사용 및 대통령령으로 정하는 체외생명유지술, 수혈, 혈압상승제 투여 등의 의학적 시술을 통해 치료효과 없이 임종과정의 기간만을 연장하는 의학적 치료를 의미합니다. 이러한 연명의료중단 결정이란 임종과정에 있는 환자에 대한 연명의료를 시행하지 아니하거나 중단하기로 하는 결정을 의미하는데, 임종과정이란 회생의 가능성이 없고, 치료에도 불구하고 회복되지 아니하며, 급속도로 증상이 악화되어 사망에 임박한 상태를 말합니다. 임종과정의 판단은 담당의사와 해당 분야의 전문의 1명의 동의로 결정됩니다.

연명의료결정법의 요건을 만족하는 사람은 사전연명의료의향서와 연명의료계획서로 본인의 결정을 서류로 남길 수 있습니다. 사전연명의료의향서는 19세 이상의 성인으로 비록 현재는 건강 이상이 없더라도 작성이 가능하며, 본인이 직접 보건복지부 지정 사전연명의료의향서 등록기관을 방문하여 상담사로부터 설명을 듣고 향후 임종과정이 되었을 때 연명의료 및 호스피스에 관한 의향을 서류로 작성하게 됩니다. 연명의료계획서는 의료기관윤리위원회가 설치되어 있는 의료기관에서 말기 또는 임종과정의 환자가 담당의사에게 설명을 듣고 결정하면 담당의사가 서류를 작성하게 됩니다. 사전연명의료의향서와 연명의료계획서는 연명의료정보처리시스템을 통하여 조회 및 열람이 가능하며, 이미 작성한 경우라도 본인이 언제든지 결정을 변경하거나 철회할 수 있습니다.

보건복지부 산하 국립연명의료관리기관은 연명의료결정제도 전반을 관리하며, 사전연명의료의향서 등록기관이나 의료기관윤리위원회가 설치된 의료기관의 조회, 서류 작성할 때의 유의

사항 및 등록된 자료 조회 및 열람이 가능하며, 인터넷 홈페이지 (www.lst.go.kr)나 전화(☎ 1855-0075)를 통해 더 자세한 정보를 확인하실 수 있습니다.

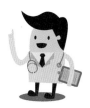

임상시험이란 무엇입니까?
임상시험을 추천 받았는데 어떻게 하죠?

　임상연구는 사람을 대상으로 하는 연구를 의미하는데 관찰연구와 임상시험이라는 2가지 형태가 존재합니다.

　관찰연구는 환자나 일반인들의 환자 정보, 치료 내용 등을 수집, 분석하는 것을 의미하고, 임상시험은 환자 혹은 건강한 피험자를 대상으로 새로운 약제, 식품, 의료 장비 등의 안정성과 효과를 확인하고자 하는 연구입니다.

　현재 다발골수종의 표준치료법은 임상시험의 연구결과를 근거로 해서 항암약제들의 종류와 조합이 권고됩니다. 새로운 약제가 개발될 경우 먼저 실험실 혹은 동물실험연구를 통해 다발골수종 세포에 효과가 있는지 확인한 후, 제1상, 2상, 3상 임상시험을 통해 사람에게 치명적인 독성은 없는지, 사용 가능한 최대용량은 어느 정도인지, 적정한 용량은 얼마인지, 안전한지, 효과가 있는지를 확인하는 임상시험을 단계적으로 진행하게 됩니다.

www.bokuennews.com), 등

● 병원에서 홈페이지를 통하여 제공하는 건강/질병정보

● 대한내과학회, 대한혈액학회 등 전문 학술단체에서 제공되는 논문 형식의 공개정보

● 외국에서 권위를 인정받은 정보출처

- American cancer society (https://www.cancer.org)

- American society of hematology (https://www.hematology.org)

- National cancer institute (https://www.cancer.gov)

- Multiple myeloma research foundation (https://themmrf.org)

- National comprehensive cancer network (https://www.nccn.org/patients/guidelines/content/PDF/myeloma-patient.pdf)

- International myeloma foundation (https://www.myeloma.org)

대한혈액학회 산하 다발골수종연구회란
어떤 곳인가요?

    대한혈액학회에 소속된 다발골수종연구회는 다발골수종의 진단 및 치료 관련 동향 등에 관한 최신지견을 공유하고 나아가 최신 치료법에 대한 연구를 시행하는 국내 유일의 다발골수종 관련 전문가 집단으로서 2005년 결성되었습니다. 2019년 현재 총 212명의 정회원이 활동 중이며 한국의 다발골수종에 대해 많은 논문을 출간하였고 현재도 다양한 국내 다기관 임상연구를 진행하고 있으며 아시아골수종네트워크를 통해서 아시아 8개 나라와의 공동 연구는 물론 유럽과 북미지역과도 공동 연구를 진행 중입니다. 아울러 (사)한국혈액암협회 등과의 협력을 통해 환자분들께 다발골수종에 관한 정보와 교육을 제공해드리기 위해 노력하고 있습니다.

94

다발골수종과 유사한 다른 형질세포종양도 있다고 들었습니다. 어떤 종류가 있나요?

(1) 의미불명단클론감마병증

(2) 무증상골수종

(3) 비분비골수종

(4) 형질세포백혈병

(5) 형질세포종

(6) 전신경쇄아밀로이드증

(7) 부종양증후군을 동반한 형질세포종양

(8) 발덴스트룀마크로글로불린혈증

형질세포종양에는 대표적인 다발골수종 이외에도, (1) 의미불명단클론감마병증(혈청이나 소변에서 M단백이 소량 확인되나 장기부전의 증상이 없는 경우), (2) 무증상골수종(혈청이나 소변에서 충분한 M단백이 확인되나 다발골수종의 장기부전 증상이 없는 경우), (3) 비분비골수종(혈청이나 소변에서 M단백이 확인되지 않으나 골수내 형질세포의 증식이 관찰되고 다발골수종의 장기부전 증상이 동반된 경우), (4) 형질세포백혈병(말초혈액에서 클론성 형질세포가 20% 이상이고 2,000/μL 이상 관찰되는 경우), (5) 형질세포종(국소부위의 조직검사에서 단클론성의 형질세포 증식이 확인되지만, 임상증상이나 영상검사 및 골수검사에서 다발골수종의 소견이 관찰되지 않는 경우)이 있습니다. 이 외에도 단클론성 면역글로불린이 침착되어 발생하는 전신경쇄아밀로이드증, 부종양증후군을 동반한 형질세포종양(POEMS증후군: Polyneuropathy, Organomegaly, Endocrinopathy, M Protein, Skin change)*, 발덴스트롬마크로글로불린혈증 등이 있습니다.

---

* 다발신경증, 장기비대, 내분비병증, M단백, 피부변화

의미불명단클론감마병증, 무증상골수종은 다발골수종과 어떻게 다른가요? 치료는 해야 하나요?

다발골수종은 골수 내 '형질세포'가 암세포로 바뀌어 지속적으로 증식하여 다발성 병변이 발생하면서 여러 증상이 나타나는 질환입니다. 그런데 병의 발생 초기에는 악성 형질세포의 수도 적고, 아무런 증상이 없을 수 있습니다.

의미불명단클론감마병증은 형질세포 악성 종양의 단계에서 가장 이른 상태로, 악성 형질세포의 수와 M단백의 양이 골수종을 정의하는 기준보다 적고 골수종 관련 징후도 보이지 않습니다. 의미불명단클론감마병증은 연령이 증가할수록 잘 발생하는데 우리나라에서도 75세 이상에서는 인구의 3% 정도에서 관찰됩니다. 이 중 일부가 골수종으로 진행하는데 무증상골수종은 악성 형질세포의 수 또는 M단백의 양이 다발골수종의 기준선 이상이지만 다발골수종의 징후(빈혈, 뼈병변, 고칼슘혈증, 신장기능 장애)는 없는 상태입니다. 악성 형질세포의 수가 기준선 이상이면서 다발골수종의 징후가 보인다면 다발골수종으로 진단이 됩니다.

의미불명단클론감마병증은 진단 후 1년마다 1% 정도의 환자가 다발골수종으로 진행합니다. 무증상골수종의 경우 진행 위험이 더 높아서 진단 후 첫 5년간은 매년 10%씩 진행하고 다음 5년간은 매년 3%씩 다발골수종으로 진행합니다. 의미불명단클론감마병증은 치료를 하지 않고 주기적으로 검사를 시행하면서 다발골수종으로의 진행여부를 확인합니다. 무증상골수종도 현재까지는 치료하지 않는 것이 표준 지침입니다. 하지만, 무증상골수종 중 다발골수종으로 진행 위험이 높은 일부 고위험 환자를 선별해서 치료를 하려는 연구가 활발히 진행되고 있어, 미래에는 고위험 무증상골수종 환자를 대상으로 조기에 치료를 하는 방향으로 바뀔 수 있습니다. 다발골수종은 본격적인 악성 질환이며 적극적인 치료를 시행해야 합니다.

형질세포백혈병으로 진단받았습니다. 어떤 병이고 어떤 치료를 받습니까?

다발골수종은 비정상적인 형질세포의 증식에 의해 발생하며, 이때 형질세포는 골수 안에 존재하며, 말초혈액에서는 거의 관찰되지 않습니다. 그러나, 형질세포백혈병은 말초혈액에 많은 수의 악성 형질세포가 나타날 때 진단하게 되는데 진단 기준은 말초혈액의 유핵세포 중에서 형질세포가 20% 이상이면서 동시에 숫자가 2,000개/uL 이상입니다. 형질세포백혈병은 이전에 다발골수종의 병력이 없이 처음부터 형질세포백혈병으로 나타나는 원발성 형질세포백혈병과 이전에 진단받았던 다발골수종이 악화된 이차성 형질세포백혈병으로 분류됩니다.

형질세포백혈병의 주요 증상은 반복되는 감염, 피로, 뼈의 통증, 신장기능 손상 등 다발골수종과 유사하나, 일반적으로 증상이 다발골수종보다 더 심하고, 또 다발골수종에서는 잘 관찰되지 않는 출혈 및 간/비장 비대와 같은 증상도 자주 나타납니다.

형질세포백혈병의 치료는 다발골수종과 유사합니다. 원발성 형질세포백혈병에서는 젊고 전신 상태가 양호한 경우 기존의 항암제와 새로운 약제를 병합한 강력한 항암화학요법 이후 조혈모세포이식을 시행할 수 있습니다. 고령 또는 전신 상태 저하로 조혈모세포이식을 받기 어려운 원발성 형질세포백혈병에서는 최근 새롭게 개발된 약제를 중심으로 병합 항암화학요법을 시행합니다. 이차성 형질세포백혈병 환자의 경우는 이미 이전에 다양한 항암치료를 받은 상태로 주요 약제들에 내성이 있을 수 있기 때문에, 전신 상태가 병합 항암화학치료를 견딜 수 있는 경우에는 이전에 사용하지 않았던 약제를 중심으로 병합 항암화학요법을 시행합니다.

형질세포백혈병은 항암화학치료에 내성을 갖는 경우가 많아 현재까지는 예후가 매우 좋지 않은 편입니다. 그러나, 일부 환자에서는 강력한 병합 항암화학요법 이후 조혈모세포이식을 통해 장기간의 관해 상태를 유지할 수 있는 것으로 알려져 있습니다.

발덴스트롬병으로 진단받았습니다.
어떤 병이고 어떤 치료를 받습니까?

　발덴스트롬마크로글로불린혈증은 골수에 림프형질세포의 침윤을 동반하는 질환입니다. 다발골수종과 비슷하지만 다른 병이고 발생 빈도도 훨씬 낮은 매우 드문 질환입니다. 특징적인 증상은 발열, 야간 발한, 체중 감소 등의 전신증상, 간과 비장의 비대, 림프절종대, 과다점도, 감각운동말초신경증 등이 있습니다. 진단은 단클론 IgM 감마글로불린혈증과 특징적인 림프형질세포가 골수에 침윤되어 있어야 합니다. 발덴스트롬마크로글로불린혈증 환자의 90% 정도에서 MYD88 유전자 돌연변이가 동반됩니다. 발덴스트롬마크로글로불린혈증은 저등급 림프종으로도 분류됩니다.

　증상이 없는 발덴스트롬마크로글로불린혈증은 치료하지 않는 것이 원칙입니다. 치료의 적응증은 빈혈, 혈소판감소증, 쇠약감, 피로, 야간발한, 체중감소 등의 전신 증상이 있는 경우 그리고, 간 및 비장 비대나 림프절종대 등이 있는 경우 치료를 시행하게 됩니다. 치료 방법은 리툭시맙이라는 단클론항체와 알킬화제와 같은 항암제를 병합해서 치료하는 방법이 가장 보편적이고 고전적인 방법입니다. 클라드리빈, 플루다라빈 등 퓨린 뉴클레오사이드 유사체와의 병합요법이 사용되기도 합니다. 최근 보르테조밉, 레날리도마이드, 벤다무스틴 등의 약제들을 단독으로 사용하거나 또는 리툭시맙과 병합하여 사용하여 좋은 결과가 보고되기도 하였습니다. 한편, 경구 항암제인 이브루티닙 단독 요법 또는 리툭시맙과의 병합요법이 좋은 치료 결과를 보여 첫 치료나 재발 후에도 좋은 효과가 있다고 발표되었습니다. 그 외에도 이데라리십, 포말리도마이드, 카필조밉, 알리세르팁, 이필리무맙 등 새로운 약제들을 이용한 치료법들이 현재 활발히 연구되고 있습니다. 우리나라 환자들의 평균 생존 기간은 약 7~8년 정도로 확인되었습니다. 그러나, 향후 새로운 약제들을 사용하게 될 경우 생존 기간의 연장이 기대됩니다.

98

고립성형질세포종으로 진단 받았습니다.
어떤 병이고 어떤 치료를 받습니까?

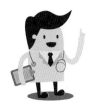

고립성형질세포종은 형질세포로 인해 발생하는 형질세포질환 중 하나로, 단클론성 형질세포가 국소적으로 증식하여 하나의 덩어리를 형성합니다. 고립성형질세포종은 주로 뼈에 발생하지만, 드물지 않게 뼈 이외의 다양한 연부조직에 발생하기도 합니다. 인체의 모든 부위에 발생할 수 있으나 가장 흔히 발생하는 장소로는 부비동이나 기관지 등 호흡기계통입니다. 다발골수종에서 관찰되는 빈혈, 고칼슘혈증, 신기능 장애 등과 같은 전신의 이상 소견들은 동반하지 않는다는 점에서 다발골수종과 구분됩니다.

대부분의 환자들은 침범된 뼈 부위의 통증이나 골절로 병원을 방문하게 되고, 다른 연부 조직이 침범된 경우에는 덩어리가 발견되어 병원을 방문하게 됩니다. 진단을 위해서는 증상이 있는 부위의 CT(컴퓨터단층촬영)나 MRI(자기공명영상) 검사로 병변의 위치를 확인한 후, 조직검사를 시행합니다. 그 외 다른 부위의 침범 여부를 확인하기 위해 엑스레이를 이용한 전신 골격 검사, 척추나 골반뼈의 MRI나 PET(양전자방출단층촬영술) 등의 영상검사를 실시하게 됩니다. 추가적으로 혈액검사와 소변검사, 골수검사도 진행하게 됩니다.

확진을 위해서는 조직검사 부위에서 단클론성 형질세포의 증식이 확인되고 다른 부위에는 추가 병변이 없어야 합니다. 그리고 혈액검사에서 빈혈, 고칼슘혈증이나 신장기능 장애가 없고, 골수검사에서 단클론성 형질세포의 증식이 동반되지 않은 경우에 최종적으로 고립성형질세포종으로 진단할 수 있습니다. 경우에 따라 소변이나 혈액에서 소량의 M단백이 검출될 수 있으며 치료 후에도 M단백은 계속 검출될 수 있습니다.

치료는 병변 부위에 방사선 조사를 시행합니다. 병변의 위치나 동반된 골절, 척수 압박 등 합병증의 종류에 따라 수술적 치료와 방사선치료를 같이할 수도 있습니다. 고립성형질세포종의 예후는 좋은 편으로, 5년 생존율이 70~90% 정도로 보고되고 있습니다. 그러나 진단 시 M단백이 높았거나, 방사선치료 후에도 M단백이 지속적으로 검출되는 일부 환자들의 경우 다발골수종으로 진행할 수 있습니다. 연부조직에 생긴 형질세포종은 다발골수종으로 진행하는 경우가 조금 낮습니다. 현재까지는 방사선치료 후 추가 항암화학치료가 병의 재발이나 진행을 막는데 효과가 미비하여 권고하지 않는 것이 일반적입니다.

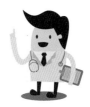

99

일차성아밀로이드증은 어떤 병인가요?

아밀로이드증은 단백질이 베타시트 형태로 배열되어 섬유소를 만들고 이것이 몸에 축적되는 질환을 말합니다. 요로, 후두, 위장관 등에 국소적으로 쌓여 그 기관에 문제를 일으키지만 전신적으로는 문제가 없어 국소적인 치료로 충분한 국소성 아밀로이드증과 신체의 중요 장기인 심장, 신장, 신경 등에 쌓여 정상적인 기능을 방해하고 생명에 영향을 주는 전신성 아밀로이드증이 있습니다. 아밀로이드증의 원인이 되는 단백질은 수십 가지가 알려져 있으나 이 중 가장 흔한 것은 면역글로불린의 일부가 원인이 되는 일차성아밀로이드증으로 경쇄형 아밀로이드증이라고도 하는데 전체 아밀로이드증의 70~80%를 차지합니다. 그 밖에 TTR 단백질과 관련되고 주로 유전적인 TTR 아밀로이드증, 만성 염증과 관련된 AA 아밀로이드증이 비교적 흔한 타입입니다.

전신성 아밀로이드증의 증상은 원인이 되는 단백질과 침범하는 장기에 따라 다른데 약 60~70% 환자들에서 심장과 신장에 침범이 되고 그 다음으로 말초신경, 위장관, 연부조직 등이 그 다음 순서입니다. 심장이 침범되는 경우 가장 흔한 증상은 운동 중 호흡곤란인데 계단을 올라갈 때 좀 더 심해지며 평지를 걸을 때나 누워있을 때 숨이 찰 수 있습니다. 신장을 침범하면 단백뇨, 부종 등이 흔한 발생하고 말초신경을 침범하면 손이나 발의 이상 감각, 신경통 등도 나타날 수 있으며 자율신경이 침범되면 어지럼증, 실신, 소화 불량 등 다양한 증상이 생기기도 합니다. 이러한 증상들은 다른 질환에서도 흔히 볼 수 있어 질병이 많이 진행될 때까지 진단이 늦어지는 경우가 흔합니다. 이와 같은 증상이 있는 환자들에서 심전도검사나 심장초음파검사에서 아밀로이드증이 의심되는 소견이 나타나거나 소변에 다량의 알부민이 검출되는 경우 혈액과 소변에서 면역고정검사와 혈액 유리경쇄검사를 시행하여 단일클론감마병증을 확인합니다. 다음 단계로 조직검사를 시행하여 콩고레드 염색 양성과 경쇄단백인 카파나 람다 중의 한 가지 면역화학염색에 양성을 확인하는데 복부 지방 흡인이나 조직검사로 확인할 수 있고 여의치 않으면 심장이나 신장 등의 침범된 기관을 직접 조직검사를 하기도 합니다. 또한 동시에 골수검사를 시행하여 단일클론의 형질세포의 증식 여부를 확인합니다. 일차성아밀로이드증의 경우 심장이 침범되어 있는 경우와 침범 기관의 수가 많을 때 예후가 좋지 않습니다.

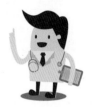

일차성아밀로이드증은 어떻게 치료하나요?

　치료는 크게 3가지로 나누어 볼 수 있는데 첫 번째는 증상에 대한 치료입니다. 심부전에 의한 호흡곤란과 흉수나 복수, 부종 등의 치료에서 가장 중요한 약은 이뇨제입니다. 다른 원인에 의한 심부전에서 많이 사용하는 베타2수용체차단제나 안지오텐신전환효소억제제 등은 혈압 저하나 심부전의 악화 등을 일으킬 수 있어 사용하지 않거나 아주 소량을 주의해서 사용해야 합니다. 부정맥과 이에 따른 심정지도 중요한 사망 원인으로 필요한 경우 항부정맥 치료를 같이 할 수 있습니다. 혈압이 낮은 경우 알파수용체자극제인 미도드린이나 압박 스타킹 등이 도움이 되며 실신 등의 위험이 있으므로 일어설 때나 야간에 화장실을 갈 때 특히 주의가 필요합니다. 신경 증상에 대하여 가바펜틴, 프레가발린 등의 항전간제가 도움이 되나 신장기능 이상이 있는 경우 용량 조절에 주의해야 합니다.

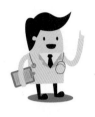

두 번째는 아밀로이드 형성의 원인이 되는 혈청 유리경쇄의 조각을 만들어내는 단일클론 형질세포를 제거하는 치료입니다. 대부분은 다발골수종의 치료제를 사용하고 있으며, 최근 다발골수종 치료의 빠른 발전으로 일차성아밀로이드증의 치료 성적과 생존율도 같이 좋아지고 있습니다.

고용량 화학요법과 자가조혈모세포이식은 초기에는 다발골수종과 비교하여 높은 사망률을 보였으나, 적절한 선정기준에 따라 시행하면 오히려 다발골수종보다 좋은 장기 생존율을 보일 수도 있습니다. 병원마다 세부기준은 조금씩 다르지만 좋은 전신 상태, 40% 이상의 심장구출율, NT-proBNP < 5000, 트로포닌 T < 0.06, 수축기 혈압 > 100 mmHg인 환자를 대상으로 하고 골수 형질세포가 10% 미만일 경우에는 유도요법 없이 바로 자가조혈모세포이식을 할 수도 있습니다.

자가조혈모세포이식이 불가능한 고령에서는 멜팔란과 덱사메타손 병합요법이 표준치료로 받아들여지고 있으며, 다발골수종 치료에 좋은 효과를 보이는 보르테조밉, 레날리도마이드 같은 약제들이 일차성아밀로이드증 치료에 도입되어 효과적으로 사용되고 있고 최근에는 다발골수종에 사용되는 단클론항체 치료제인 다라투무맙의 임상 시험이 진행 중에 있습니다.

항암치료에 따른 반응은 형질세포의 제거를 반영하는 혈액학적 반응과 침범된 장기에 대한 반응을 보는 기관 반응으로 평가합니다. 기관 반응은 혈액 반응이 있는 환자의 약 절반 정도에서 나타나며 혈액학적 반응이 나타난 한참 후에 나타납니다.

항암치료에서 중요한 것은 환자의 상태나 중증도에 따라 저위험, 중위험, 고위험군으로 나누어 적절한 치료 약제와 스케줄로 투여하는 것이 필요하다는 점입니다.

세 번째는 장기에 침착된 이상 단백을 직접 제거하는 치료입니다. 최근 몇 가지 약제가 개발되어 임상 시험이 시행되어 초기 결과에서는 좋은 반응을 보고하였으나, 3상 비교 연구에서 그 효과를 증명하는 데 실패하였습니다. 그러나 직접적으로 장기에 대한 효과를 나타낼 수 있으므로 앞으로 지속적인 약제 개발이 기대됩니다.